clave

Kristine Miles es una profesional de la salud con más de 15 años de experiencia. Apasionada de la nutrición a base de vegetales y de un estilo de vida libre de toxinas, su misión es promover la salud y el bienestar, incitando a otros a que abracen una vida libre de químicos y llena de comida real y deliciosa. Kristine trabaja tiempo completo como fisioterapeuta privada, es chef profesional y escribe un blog.

La biblia
de los
licuados verdes

Bebidas supernutritivas
para que pierdas peso, dispares
tu energía y te sientas genial

KRISTINE MILES

Traducción
Carlos Tejada Wriedt

DEBOLS!LLO

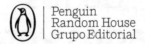

La biblia de los licuados verdes
Bebidas supernutritivas para que pierdas peso, dispares tu energía y te sientas genial

Título original en inglés: *The Green Smoothie Bible*
Super-Nutritious Drinks to Lose Weight, Boost Energy and Feel Great

Primera edición en Debolsillo: febrero, 2022

D. R. © 2012, Kristine Miles

D. R. © 2022, derechos de edición mundiales en lengua castellana:
Penguin Random House Grupo Editorial, S. A. de C. V.
Blvd. Miguel de Cervantes Saavedra núm. 301, 1er piso,
colonia Granada, alcaldía Miguel Hidalgo, C. P. 11520,
Ciudad de México

penguinlibros.com

D. R. © 2013, Carlos Tejada Wriedt, por la traducción
Diseño de portada: Penguin Random House / Sergi Rucabado
Fotografía de portada: © Thinstock

ISBN: 978-607-380-487-5

Impreso en México – *Printed in Mexico*

Índice

Prólogo

En *La biblia de los licuados verdes*, Kristine Miles nos introduce de una manera fácil y con información muy acertada a la vida sana. Me encanta la manera en que describe la importancia de beber licuados verdes, y cómo el simple hecho de consumir uno de ellos al día puede ayudar a cambiar tu vida.

Este libro nos guía para que entendamos cada ingrediente y propiedad del licuado, y nos instruye sobre los múltiples beneficios que cada uno de ellos nos da. Y no sólo nos explica estas cuestiones, sino que además nos proporciona una guía perfecta y fácil para que podamos crear en nuestra casa brotes y germinados, cultivar y guardar nuestras hierbas y recetas de diferentes leches sin contenido de lactosa. En pocos libros he leído con tanta claridad, y en pasos tan simples y rápidos, la preparación de estos alimentos. La autora destaca la importancia de aprender a conectarnos con los alimentos, saber de dónde vienen y, lo más importante, almacenarlos en nuestro refrigerador o alacena para que se mantengan frescos y se conserven más.

El potencial nutritivo de cada alimento se basa en la calidad; es primordial que sean orgánicos, ya que no contienen agentes externos como los pesticidas que, además de contaminarlos, disminuyen sus propiedades nutricionales. Por eso, el libro nos explica cómo mantener íntegra su gama de enzimas, antioxidantes, minerales y vitaminas, y la importancia que tiene licuarlos en su estado natural para mantener sus propiedades y conservar la fibra que sana y restaura nuestra flora intestinal. El siguiente punto es utilizar una licuadora apropiada, y el paso más importante es saber cómo combinar los ingredientes para obtener el resultado adecuado.

Fue fascinante para mí, como chef naturista y consultora de salud, ver lo bien documentado que está este libro, con detalles y estudios que nos explican de una manera muy fácil de entender desde el origen de los licuados hasta la importancia de llevar una dieta básicamente vegetariana o vegana.

Este libro nos proporciona toda la información necesaria para poder transformar nuestra alimentación y entender la importancia de esta transformación de una forma científica.

Kristine también describe su percepción acerca de las dietas, y concuerda conmigo en que no son lo más sano o adecuado para todo mundo. La ventaja de los licuados verdes es que son una manera fácil de incorporar gradualmente estos alimentos y supercomidas, y dan resultados sorprendentes sin necesidad de caer en el fanatismo de las dietas.

Me encantan sus recetas, pues son rápidas, sencillas, económicas y sólo requieren tres o cuatro ingredientes, lo cual nos facilita la vida, ya que podemos prepararlas en donde estemos y en cualquier momento.

No podía faltar la riquísima selección de postres, que incorpora endulzantes naturales y utiliza ingredientes sanos; así, podemos permitirnos un pecadito dulce que nos da los nutrientes necesarios y la oportunidad de cambiar el hábito de recurrir a pastelerías o consumir antojitos dulces empaquetados que sólo dañan nuestra salud.

¡Muy bien por esta *biblia* que ya se encuentra en mi cocina y ha hecho mi vida más fácil con múltiples recetas con las que me divierto, inspiro, disfruto, y sé que le dan a mi vida más energía, salud, vitalidad y muchos nutrientes!

Espero que disfrutes de este libro tanto como yo, y pongas en práctica su información; pero, sobre todo, que experimentes sus recetas y las consumas todos los días.

Karina Velasco
(autora de *El arte de la vida sana*)

Introducción

El año pasado, cuando visité a una amiga en el Reino Unido, le preparé un licuado verde a su hija de 18 meses de edad. La pequeña Alice quedó fascinada con el zumbido de la licuadora y el movimiento del brillante líquido verde. Al terminar, puse una pequeña taza en sus manos. Era la primera vez que ella probaba una bebida así, y su rostro se iluminó mientras comenzó a tomarla.

Yo no tuve la fortuna de descubrir los licuados verdes a los 18 meses de edad, y después de 33 años de desafiar a mi sistema digestivo llegué a un punto límite. Así, en la búsqueda por mejorar mi salud y bienestar, leí muchos libros, investigué en internet, consulté a diversos especialistas, experimenté con diferentes dietas y, durante todo el proceso, varias veces creí haber hallado la solución a mis problemas. Primero dejé de comer trigo y lácteos, luego me olvidé de cualquier alimento con gluten, después me deshice del café, reduje mi consumo de azúcar, me volví vegetariana y descubrí los alimentos crudos hasta que, finalmente, ¡encontré los licuados verdes!

Llevo una vida bastante ajetreada. Soy fisioterapeuta y todo el día me dedico a dar consultas, además de que tengo un par de negocios, soy escritora y la esposa de Ben, mi mejor amigo. La gente me pregunta de dónde saco tanta energía y yo creo que, en parte, se lo debo a mi actitud: soy perseverante, comprometida y optimista. Pero también se lo debo a que ingiero alimentos limpios y no procesados; no como nada que me siente mal, tomo una gran cantidad de alimentos crudos de origen vegetal, y todas las mañanas, sin falta, disfruto un licuado verde. Ya sea que me levante temprano o tarde, que esté de viaje o en mi casa, tomar un licuado verde se ha vuelto, tanto para

11

mí como para mi marido, una necesidad. Con sólo 500 mililitros de esta bebida (aproximadamente dos tazas) tengo suficiente para aguantar hasta la hora de la comida, sin sufrir caídas de azúcar en la sangre. Es fácil de digerir por la mañana y muy conveniente: en tres o cuatro minutos puedo prepararlo y limpiar la licuadora. Si estoy en un apuro, es fácil de llevar en un termo o un vaso con tapa.

En 2007, hice una página de internet dedicada a los licuados verdes. Lo que empezó como una actividad para compartir mi experiencia y enseñar algunas fotos y mis recetas favoritas, se convirtió en algo mucho más grande, con miles de visitas y maravillosos comentarios de apoyo de todo tipo de personas, desde principiantes hasta experimentados bebedores de licuados verdes. Ahora me siento feliz y muy agradecida de verter mi pasión y gusto por los licuados verdes en esta *biblia* de los licuados verdes, que contiene todo lo que cualquier persona necesita saber de ellos, desde su definición hasta los beneficios que producen; además, claro, de las recetas necesarias para ponerse en marcha.

Con un cálido y verde saludo,
Kristine Miles

PRIMERA PARTE

Acerca de los licuados verdes

¿Qué son los *licuados verdes?*

Un licuado verde está hecho de frutas mezcladas con verduras crudas, de manera que sabe a fruta pero se ve verde. Aunque las verduras son muy nutritivas, mucha gente se resiste a comerlas. Agregar fruta al licuado hace que éste sepa muy bien, y es una forma fácil de añadir más fruta en nuestra dieta. Algunas personas consumen muy pocas frutas y verduras, y los licuados verdes son una deliciosa manera de satisfacer esta necesidad.

Las personas que han adoptado los licuados verdes en su dieta confiesan tener muchos beneficios en su salud; por ejemplo, una piel más suave, buena digestión, pérdida de peso y un mejor estado de ánimo. Quienes siguen una dieta de alimentos crudos, han recibido con entusiasmo esta inagotable fuente de nutrición para complementar su ya nutritiva dieta, pues a menudo encuentran en ella algún elemento faltante que los ayuda a conseguir un excelente estado de salud y mucha vitalidad.

¿Qué lleva un licuado verde?

Primero, ¡los licuados verdes no saben horrible! A pesar de que son verdes, su sabor es el de la fruta que se les haya puesto. Obviamente, si te excedes con las verduras, el licuado va a saber a verduras, pero en general éstas casi no le dejan sabor. Los licuados verdes de este libro son crudos y principalmente veganos, es decir, sin ingredientes cocidos, pasteurizados ni productos lácteos, que son la base de los licuados tradicionales. Esto significa que ninguna de las recetas contiene leche ni yogurt de vaca, cabra u oveja, ni ninguna leche pasteurizada como las de soya, arroz o avena. Como alternativas al agua, sólo se incluyen leches vegetales no tratadas con calor, hechas de nueces crudas y otros tipos de semillas. Digo que son "principalmente veganos" porque algunas de mis recetas contienen productos apícolas como polen y miel. Éstos son opcionales, por supuesto.

En general, recomiendo usar una proporción de 40% de verduras y 60% de frutas. Los principiantes pueden comenzar con 10% de verduras e incrementarlas gradualmente. Si en algún momento crees que pusiste demasiadas verduras, prueba balancear el sabor con algún edulcorante, un poco de vainilla o algo de jugo de limón para compensar.

¿Cómo hacer un licuado verde?

Hacerlo no puede ser más sencillo. Todo lo que tienes que hacer es poner frutas y verduras picadas en una licuadora, agregar algún tipo de líquido (generalmente agua) y licuar durante uno o dos minutos. No importa en qué orden se agreguen los ingredientes (yo pongo el líquido y los sólidos al mismo tiempo). Si la receta es con agua, lo ideal es usar de manantial o filtrada. Algunas recetas requieren jugo, leche de nuez o té de hierbas. Siempre es necesario licuar los ingredientes muy bien para que las verduras se mezclen. La receta que encontrarás a continuación rinde para dos porciones:

RECETA PARA PRINCIPIANTES
   3 o 4 plátanos maduros
   1 cucharadita de extracto de vainilla
   2 tazas de agua
   1 puñado de espinacas frescas y limpias

Todas las recetas de este libro son para hacer un litro de licuado, aproximadamente, suficiente para llenar dos vasos grandes.

A mí me gusta usar pocos ingredientes, pues así puedo identificar los diferentes sabores del licuado. Si quieres, puedes combinar seis frutas, pero te aseguro que el resultado será un licuado con un sabor poco definido y aburrido. Por ejemplo, un licuado de plátano y moras sabe a plátano y a moras, pero si añades manzana, pera y durazno, el resultado será muy extraño.

Mi mejor consejo es que utilices ingredientes que te gusten, pues de lo contrario será difícil que te lo quieras tomar. El hecho de que vayas a ingerir algo saludable no quiere decir que no pueda saber muy bien. Cuando inventes tus propias recetas, por más que trates de ajustar el sabor, habrá veces en que éstas sepan mal. ¡No te preocupes! Sólo bébetelo y aprende del error.

Las verduras que más utilizaremos aquí son la col china, col rizada, menta, perejil, espinaca y acelga. La espinaca es una gran opción para los principiantes, ya que su sabor es suave y su color a menudo es espectacular. Con menos frecuencia utilizaremos albahaca, hojas y flores de borraja (rabo de alacrán), hojas de betabel, de zanahoria, de apio, de hinojo, de rábano; cilantro, verdolaga y lechuga romana, aunque todos éstos son excelentes ingredientes que pueden darle vida a un licuado verde típico. A veces, cuando el cajón de "verduras para licuados verdes" de mi refrigerador empieza a vaciarse, he experimentado con ensaladas comunes y corrientes. Cuando hagas esto, ten en cuenta que las hojas rojas de las verduras generalmente tienen un sabor muy amargo y que, por eso, es posible que quieras desecharlas.

Trata de no utilizar siempre las mismas verduras y de probar distintas; también busca adecuar los ingredientes según la temporada. Es muy importante tener una gran variedad de nutrientes y evitar los químicos conocidos como los metabolitos secundarios (a veces llamados antinutrientes), producidos naturalmente por las plantas. Por ejemplo, las acelgas y las espinacas contienen mucho ácido oxálico, por ende, si sólo utilizas estas dos verduras, es muy probable que comiences a sentirte mal. Uno de los problemas del ácido oxálico es que se enlaza con el calcio, lo cual disminuye la absorción de este importante mineral. Una señal que a mí me ayuda a saber cuándo abusé de un vegetal es que mi antojo por un licuado disminuye, y al mediodía empiezo a sentirme mareada (para más información sobre la importancia de la variedad, consulta la página 85).

Hacer licuados verdes es realmente sencillo, sobre todo si te cercioras de tener la verdura bien lavada y lista desde antes. Trata de utilizar sólo las hojas de las verduras que tengan tallos fibrosos, como la col rizada y las acelgas (si los cortas finamente, puedes utilizar los tallos para hacer ensaladas, sopas o frituras). Después de lavar las verduras, sécalas al aire sobre paños de cocina y ponlas en un recipiente grande de plástico cubierto por dentro con una toalla limpia y seca, para después meterlo en el refrigerador. La toalla absorbe el exceso de humedad y mantiene limpias las verduras de cinco a siete días.

Compra verduras orgánicas libres de pesticidas y herbicidas. Éstas contienen más nutrientes que las verduras convencionales. Seguramente por donde vives hay alguna tienda naturista o un mercado donde puedes encontrar una gran variedad de verduras que no están disponibles en los supermercados. Si no te es posible comprar verduras orgánicas, asegúrate de lavarlas muy bien. O mejor aún, tú mismo cultiva tus verduras. Por ejemplo, la acelga es tan fácil de cuidar que aunque no tengas ni un pelo de jardinero vas a poder cultivarla bien. Si en tu casa no tienes tierra dónde sembrar, utiliza ollas grandes que luego puedes poner en tu patio o en un balcón.

¿Qué tienen las verduras que son tan maravillosas?

Las verduras son ricas en fibra, vitaminas, minerales, antioxidantes y tienen pigmentos como la clorofila (de ahí el color verde) y carotenoides (de ahí el color amarillo, naranja y rojo), así como ácidos grasos esenciales como el omega 3. Son alcalinas, bajas en calorías, con poco índice glucémico (ve la página 61 para averiguar por qué esto es importante), bajas en carbohidratos y altas en proteínas. Las verduras también son buenas para la digestión, pues estimulan las enzimas digestivas y ayudan a normalizar el nivel de acidez del estómago.

Según Victoria Boutenko, pionera de los licuados verdes, las verduras son los principales alimentos del ser humano, pues cubren por completo sus necesidades nutricionales. Los chimpancés son nuestros parientes más cercanos: compartimos con ellos 99% de los genes. Ellos tienen una dieta que se compone de 50% de frutas, 40% de verduras y 10% de médulas, cortezas e insectos. Sin embargo, la dieta occidental se compone en más de 50% de carbohidratos cocidos como papas, pan, pasta y arroz; aproximadamente 35% de grasas, aceites y proteínas de origen animal, y el 15% restante de frutas y verduras. Así, la porción de verduras de nuestra dieta representa sólo un pequeño porcentaje. La gran mayoría de las enfermedades crónicas de la humanidad no se presentan en los chimpancés salvajes; entonces, ¿por qué no tomar una hoja de su libro de cocina y ver cuál es su gran secreto?

Antioxidantes

Las verduras tienen muchos antioxidantes, los cuales nos protegen de enfermedades y problemas que vienen con el envejecimiento, pues aumentan las defensas de nuestras células contra los radicales libres. Éstos son moléculas o átomos con un electrón impar en el exterior, lo cual los hace altamente reactivos; necesitan asociarse con algo para estabilizar su estructura. Estas asociaciones generan daños en las paredes celulares y las estructuras internas de las células, tales como el ADN. Los antioxidantes evitan que los radicales libres dañen a las células, pues generan estas asociaciones por ellos. Las vitaminas A, C y E son ejemplos de antioxidantes, así como los pigmentos que se encuentran en las plantas, incluyendo la clorofila y los carotenoides. Para saber más acerca de los antioxidantes, ve al capítulo "Los superalimentos en los licuados verdes", en la página 93.

Verduras para ensaladas y licuados

Las verduras son muy resistentes a nivel molecular, pues sus paredes celulares están hechas de celulosa. Sus nutrientes se almacenan dentro de las células, y las paredes de éstas necesitan romperse para que los nutrientes se liberen. Hacerlo requiere mascarlos durante mucho tiempo, lo cual pocas veces hacemos, pues los músculos de nuestra mandíbula tienen poca resistencia y en general somos muy impacientes. Además, necesitamos tener ácidos estomacales potentes, y muchos de nosotros carecemos de tal cosa. Por ende, los licuados son la forma ideal de obtener todos los nutrientes de las verduras, pues la licuadora sí es capaz de romper las paredes celulares y liberar los nutrientes con mucha facilidad. Así, te invito a que, además de comer verduras en los licuados, las comas enteras, asegurándote, eso sí, de que las masticas muy bien.

Aunque hay muchos tipos de verduras, la gran mayoría de las personas sólo están familiarizadas con la lechuga y la espinaca. Al incorporar una gran variedad de hojas vegetales en tu dieta (tanto en ensaladas como en licuados), te asegurarás de que los principales nutrientes de cada una se distribuyan bien en tu cuerpo.

En las ensaladas se suelen usar verduras maravillosas como arúgula, hojas de betabel, col china, lechuga mantecosa, col, berro, diente de león, escarola, col rizada, hierba de canónigo, lechuga romana, lechuga mizuna, hojas de mostaza, achicoria roja, romero, acedera, espinaca, acelga y berza, así como hierbas suaves como albahaca, cilantro, menta y perejil.

Las verduras que son buenas para los licuados son casi las mismas que se usan en las ensaladas. Sin embargo, te recomiendo evitar las que sean muy amargas, como la achicoria, o las de sabor muy fuerte como la arúgula, los berros o las hojas de mostaza, ya que incluso la fruta más dulce no podrá suavizar su sabor. Las verduras de la familia de las crucíferas, como el repollo y la col rizada, se pueden utilizar muy bien en licuados, pues contienen antioxidantes llamados índoles y tienen compuestos de azufre, conocidos como isotocianatos, que ayudan a combatir el cáncer.

Los llamados microgerminados (brotes de plantas), extremadamente nutritivos, que se utilizan comúnmente en las ensaladas, son igual de buenos para los licuados verdes. (Para más información, ve al capítulo "Brotes y microgerminados" en la página 23.)

A su vez, hierbas comunes como el diente de león, la verdolaga y la pamplina son comestibles, y también existen versiones silvestres de productos cultivados como el hinojo, la escarola, los berros, el amaranto y la alfalfa. Ambos tipos de vegetales son una excelente fuente de nutrientes, con frecuencia más nutritivos que muchas verduras cultivadas, y una gran manera de agregar variedad tanto a tus ensaladas como a tus licuados. Si esta opción te agrada, asegúrate de que sean comestibles y no contengan veneno. Consigue un buen libro o habla con un experto que te pueda ayudar a identificar las plantas que son comestibles. Sergei Boutenko, hijo de Victoria, es un experto en plantas silvestres comestibles y tiene varios videos y una aplicación para el iPhone sobre este tipo de plantas. Visita www.sergeiboutenko.com para más información.

Las mismas hierbas que utilizas en tus ensaladas las puedes agregar a tus licuados, pues tienen propiedades nutritivas increíbles con valores muy altos de antioxidantes. Consulta la página 27 para más información sobre el uso de hierbas en licuados verdes.

Brotes
y microgerminados

Los brotes y los microgerminados son excelentes para los licuados verdes, pues son supernutritivos. Tienen sabores sorprendentemente fuertes, por lo que te sugiero usar una pequeña cantidad, mezclada con verduras bien desarrolladas.

Los brotes y los microgerminados crecen fácilmente y se pueden cultivar en casa para tener verduras nutritivas durante todo el año. Se trata de verduras que se cosechan muy jóvenes. Los brotes son semillas germinadas, con un tallo de raíz muy joven y hojas usualmente pálidas, algunos brotes comunes son los de las lentejas, la alfalfa o el frijol.

Brotes

Actualmente se pueden adquirir paquetes de semillas para cultivar en casa; sin embargo, yo prefiero usar el siguiente método para hacer crecer mis propios brotes: para semillas pequeñas como la alfalfa, utilizo aproximadamente dos cucharadas de semillas; para las semillas más grandes, como las lentejas o el frijol, comienzo con ¼ o ½ taza.

1. Corta un pedazo de malla fina (tul o medias) y consigue un frasco de vidrio de aproximadamente un litro.
2. Coloca las semillas en el frasco, fija el pedazo de malla con una liga gruesa en la parte superior, y deja remojar las semillas durante la noche con agua de buena calidad.
3. En la mañana, saca el líquido y enjuaga las semillas con agua fría hasta que el contenido del frasco sea bastante claro (puedes utilizar el agua del frasco para regar otras plantas).

23

4. Deja reposar el frasco en un ángulo de 45 grados. Enjuaga las semillas dos veces al día, tres veces si hace mucho calor. Evita que la luz del sol dé directo en los frascos, pues las semillas se pueden cocer y echar a perder. Si los brotes se ven o huelen mal, tíralos a la basura y empieza de nuevo.

5. Los brotes de semillas pequeñas quedarán listos en cinco o seis días, cuando los tallos sean de aproximadamente 2.5 centímetros. Enjuaga las cáscaras en un colador y devuelve los brotes al frasco para que se pongan verdes con la luz indirecta del sol por un día. Los brotes de semillas grandes quedarán listos de tres a cinco días, cuando el tallo sea de una a dos veces más grande que la semilla (las cáscaras de las semillas grandes no necesitan enjuagarse). Extiende los brotes en un colador y deja que les dé la luz indirecta del sol durante un día.

6. Cuando los brotes estén listos, guárdalos en el refrigerador, adentro de un recipiente que los deje respirar un poco. No dejes que pasen muchos días para utilizarlos.

Algunas personas recomiendan que la germinación de las plantas se haga en lugares oscuros (por ejemplo, un armario) para imitar las condiciones de oscuridad de una semilla que germina bajo el suelo. Según mi experiencia, esto no es necesario; sin embargo, he llegado a cubrir mis frascos con paños de cocina mientras se drenan, así el interior se oscurece un poco, y creo que las plantas crecen más rápido. El último día del proceso las descubro para que reverdezcan.

En árabe, *alfalfa* significa "padre de todos los alimentos" y, según la doctora Gillian McKeith, es uno de los 12 mejores alimentos que existen. Ella dice que la alfalfa contiene todos los nutrientes necesarios para la vida, nutre a la sangre, ayuda a la absorción de nutrientes, desodoriza el cuerpo, mejora la digestión, y es buena para la recuperación después del parto y para mejorar la calidad de la leche materna.

Las lentejas son la segunda leguminosa con más alto contenido proteínico (después de la soya), son buenas para los riñones y la función adrenal debido a que tienen vitaminas del complejo B, en especial vitamina B1 y ácido fólico. Además, son una gran fuente de hierro, fósforo y manganeso; una vez que brotan, son una proteína muy completa.

Por su parte, el frijol mungo se utiliza mucho en la comida asiática, y se cultiva comercialmente bajo presión y en ausencia de luz, para que le crezcan tallos de entre 5 y 7.5 centímetros, con hojas de color amarillo pálido. Cuando se cultiva en casa, mantiene la cáscara verde y tiene un tallo corto y grueso. Es una buena fuente de vitamina C, vitamina K, ácido fólico, manganeso y cobre.

Antes de cultivar cualquier planta, comprueba que entre las semillas no haya piedras (por ejemplo, en las lentejas) y elimina las semillas que se mantengan duras a pesar del proceso de germinado. ¡Seguramente no querrás romperte un diente!

Microgerminados

Los microgerminados tienen las semillas más grandes que los germinados y hojas muy desarrolladas y verdes. Su recolección consiste en cortar las hojas de raíz cuando la planta mide entre 2 y 5 centímetros de alto. Se cultivan durante una a tres semanas en la tierra o en un sustituto de tierra. Los microgerminados más comunes son el pasto de trigo, los brotes de girasol y los berros. En los restaurantes suelen usar microgerminados como la albahaca, el betabel o el cilantro para agregar un sabor sutil a sus platillos y adornar los platos.

Herramientas que vas a necesitar:

- Semillas, preferentemente sin tratar.
- Recipientes amplios y poco profundos que puedan ser drenados. Pueden ser platos de cerámica o bandejas para germinar, así como canastas con un agujero por debajo.
- Tierra de buena calidad.
- Toallas de papel o algodón.
- Tapas de plástico o vidrio.
- Agua.

Para cultivar un microgerminado:

- Esparce una capa densa de semillas sobre la tierra, dentro de un recipiente. (Remoja una noche antes las semillas más grandes, como los chícharos o las semillas de girasol.)

- Cubre las semillas con una capa ligera de la misma tierra. O en lugar de esto, con una toalla de algodón o papel, húmeda.
- Riega las semillas, con mucho cuidado para no removerlas. Puedes hacerlo con un aspersor. Luego, cierra el contenedor con la tapa de vidrio o plástico para crear una especie de microinvernadero.
- Aleja el contenedor de la luz directa del sol para evitar que tengan demasiado calor. Los microgerminados pueden crecer tanto al aire libre como dentro de casa, en lugares protegidos, dependiendo del espacio disponible y la temperatura.
- Mantén húmedas las semillas, echándoles agua una o dos veces al día. Un aspersor es útil para regar con delicadeza.
- Mantén las semillas cubiertas hasta que comiencen a germinar. Entonces, retira el algodón o la toallita de papel. Si sólo usaste tierra para cubrir las semillas, remuévela con cuidado. A partir de este momento, deja el contenedor con los brotes destapado y al aire libre para que le dé la luz. Tus microgerminados estarán listos de siete a 21 días, dependiendo del tipo de semilla que hayas usado. Para cosechar el microgerminado, corta la planta por arriba del nivel de la tierra.
- Enjuaga la planta con cuidado e, idealmente, consúmela de inmediato o guárdala en una bolsa con cierre, o en un contendedor tapado dentro del refrigerador durante uno o dos días.

Cultivar brotes y microgerminados es muy divertido y te proporciona plantas que son muy nutritivas para su uso en ensaladas, aderezos o licuados verdes. A aquellos que quieran cultivar brotes y microgerminados con regularidad, les recomiendo que busquen uno o dos libros sobre el tema, así como algunos sitios en internet que les ayuden a resolver sus dudas y dominar el cultivo de diversas especies. En el libro *Microgreens: How to Grow Nature's Own Superfood*, la experta en microgerminados Fionna Hill describe las condiciones ideales para cultivar amaranto, arúgula, albahaca, betabel, brócoli, col, col rizada, cebollín, trébol, maíz, berro, hinojo, linaza, mostaza, perejil, chícharo, rábano y girasol.

¿Y las *hierbas*?

Las hierbas tiernas y aromáticas son un gran ingrediente para los licuados verdes. Generalmente, las verduras comunes para ensalada suelen tener poco sabor o ser un poco amargas, y por eso se balancean con algunos ingredientes más dulces, y a veces ácidos, como la fruta. Las hierbas, sin embargo, les dan un gran sabor y aportan muchísimos nutrientes y beneficios para la salud.

Existen cientos de especies y miles de subespecies de hierbas en jardines de todo el mundo, sin mencionar las que crecen de forma silvestre. Existe una gran cantidad de libros dedicados a ellas, así que aquí hablaremos sobre las más comunes y que más se usan en los licuados verdes: albahaca, cilantro, perejil y menta.

Ya que contienen aceites esenciales, vitaminas antioxidantes, flavonoides y pigmentos, estas cuatro hierbas tienen propiedades similares, incluyendo la capacidad de calmar o desestresar al sistema nervioso, así como infundir energía y vigor a un sistema que requiere estimulación. Las cuatro son muy buenas para la digestión, antibacteriales y antiinflamatorias, además de poseer cualidades anticancerígenas. Todas contienen diferentes grados de vitaminas C, A y K, así como ácido fólico, hierro, manganeso y calcio. La vitamina C es un antioxidante muy importante para nuestro sistema inmune, así como para la reconstitución de nuestros tejidos blandos. La vitamina A también es un antioxidante muy necesario para nuestros ojos, mientras que la vitamina K es fundamental para la coagulación de la sangre y la salud de los huesos. El ácido fólico es un tipo de vitamina B que desempeña un papel muy importante en varios aspectos, incluyendo el desarrollo neurológico de los bebés, la reproducción del ADN en las células y la estabilización de nuestro estado de ánimo. El hierro es necesario para la hemoglobina de los glóbulos rojos de la sangre. El manganeso es necesario para facilitar las reacciones de enzimas en nuestro cuerpo, mientras que el calcio es vital para la fuerza de los huesos y la contracción natural de los músculos.

Albahaca

La albahaca es el símbolo del amor en Italia. Pertenece a la misma familia que la menta, y tiene cualidades medicinales parecidas a la menta común y la hierbabuena.

Además de las características que comparte con el cilantro, la menta y el perejil, la albahaca tiene un efecto antiespasmódico en el intestino delgado, pues es capaz de relajar sus paredes musculares. La albahaca contribuye a incrementar la circulación al dilatar las venas y también es un agente desparasitante.

El aroma de la albahaca es bueno para la memoria y la concentración, en especial en tiempos de fatiga mental. La albahaca es particularmente rica en vitamina K. Además, contiene zeaxantina, un antioxidante carotenoide que protege los ojos.

La albahaca deja una sensación de calor y tiene un sabor parecido al del clavo. Se combina muy bien con los siguientes ingredientes (básicos para los licuados verdes): cilantro, agua de coco, higo, jengibre, limón, lima, menta y jitomate.

CULTIVAR Y ALMACENAR ALBAHACA

Cultivar albahaca no es nada difícil, y es maravilloso poder tomar unas cuantas hojas de la planta o un manojo enorme. La albahaca que se cultiva en casa sabe mucho mejor que la que se compra en los supermercados, y además es mucho más barata. Yo he notado que es más fácil hacerla crecer con los vástagos que con las semillas. Además, el truco para tener plantas de albahaca que duren entre cuatro o cinco meses es desprenderles las semillas. La albahaca es muy insistente y continuará sacando semillas, pero si cada dos o tres días se las quitas, lograrás tener grandes hojas de albahaca que parecerá que te durarán para siempre.

Almacenar la albahaca no es muy buena idea porque las hojas se marchitan y se ponen negras muy fácil. Si quieres cultivarla, tan sólo cosecha las hojas que vas a utilizar y úsalas de manera inmediata. Si la llegas a comprar, guárdala en un contenedor cubierto con toallas de cocina dentro del refrigerador, y lávala cuando necesites usarla. También puedes remojarla un poco, dejar que se seque con el aire y luego guardarla de la misma manera. Consúmela en no más de dos o tres días.

Menta

En la mitología griega, Plutón estaba enamorado de la ninfa Minte. Perséfone, la celosa esposa de Plutón, hechizó a la ninfa y la convirtió en planta. Incapaz de revertir el hechizo, Plutón le regaló a su amada su potente aroma —ese aroma tan característico y dominante de la menta—, que se volvía más fuerte mientras más se pisaba la planta.

Existen muchas variedades de menta como la hierbabuena, la menta de manzana, el mastranzo e incluso la menta de chocolate. Los beneficios médicos y aromáticos de la menta son muy parecidos a los de la albahaca; sin embargo, los aceites de mentol, que producen el aroma típico de la menta, tienen un efecto más poderoso para calmar y desinflamar los intestinos, además de proveer una estimulante sensación de frescura a la piel, y al gusto. El mentol se puede utilizar como analgésico para la piel, y es muy común que haya cremas con mentol para aliviar los dolores musculares. Además, muchos productos de higiene bucal tienen menta debido a sus efectos antibacteriales.

La menta posee componentes orgánicos como alcohol perílico, que tiene propiedades contra los tumores, y ácido rosmarínico, particularmente bueno como desinflamatorio para las vías respiratorias. Además de contener un gran espectro de vitaminas y minerales, la menta también contiene aceites de omega 3, vitamina E, B2, potasio y magnesio.

En los licuados verdes, la menta se combina muy bien con albahaca, cilantro, naranja, pepino, jengibre, kiwi, limón, lima, melón, perejil y jitomate.

Cualquiera que haya cultivado menta, sabe que ésta se propaga como la hierba que es. Sus raíces se esparcen con mucha rapidez y continuamente se dan nuevos brotes. Si no se poda, se desborda. Se puede cultivar en macetas, aunque tiende a viciarse por la falta de espacio, y no es tan sana como cuando se cultiva directo en la tierra. De cualquier manera, vale mucho la pena cultivarla porque es muy versátil como hierba de cocina, y añade un extraordinario sabor a los platillos, incluyendo los licuados verdes. La menta puede crecer durante todo el año y, aunque puede morir durante el invierno en regiones frías, en la primavera generalmente renace.

Si la compras, guárdala con todo y tallos, y lávalos con cuidado. Deja que se seque con el aire sin que se marchite. Métela en un contenedor cubierto con toallas de cocina dentro del refrigerador durante cinco a siete días.

Cilantro

Las hojas de cilantro se han usado durante miles de años, como lo prueban diferentes textos escritos en sánscrito y del antiguo Egipto.

Además de poseer las cualidades comunes de las hierbas (antibacteriales, ansiolíticas, anticancerígenas, desinflamatorias y digestivas), el cilantro se considera bueno para los diabéticos porque ayuda a regular la producción de insulina. Además, ayuda a bajar los niveles de colesterol al mejorar la digestión y la quema de grasas.

El cilantro es rico en clorofila, por lo cual es un muy buen agente quelante para combatir metales pesados y toxinas (lo cual quiere decir que ataca a la toxina para desarmarla y removerla de manera segura de nuestro cuerpo).

Ya que el cilantro tiene un sabor muy fuerte, la gente suele amarlo u odiarlo. Si eres como yo y lo adoras, entonces podrás utilizar esta hierba en tus licuados verdes con gran satisfacción. Incluso si no te gusta mucho, aun puedes recibir sus beneficios, combinándolo con otras verduras y hierbas, sobre todo con la menta y el perejil. Además de contener una amplia variedad de vitaminas y minerales, el cilantro también tiene el flavonoide antioxidante conocido como quercetina, que tiene propiedades antivirales, desinflamatorias y antialergénicas.

En los licuados verdes, el cilantro se combina muy bien con aguacate, perejil, betabel, pepino, jengibre, kiwi, limón, lima, menta, perejil y piña.

CULTIVAR Y ALMACENAR CILANTRO

El cilantro es una de las hierbas más difíciles de cultivar y es conocido porque echa semillas prematuramente. En mi experiencia, incluso los tipos de cilantro que prometen no echar semillas de forma prematura, lo hacen. Los mejores resultados los he obtenido cuando siembro las semillas del cilantro que usualmente se utilizan para guisar y se guardan en la alacena. Lo sé porque una vez mi mamá intentó hacerlo con unas semillas que parecían demasiado viejas y que terminaron por crecer. ¡Resultó el mejor cilantro del mundo! En general, yo dejo que esta hierba la cultiven los expertos y, cuando visito los mercados locales, suelo comprar muchos manojos, de modo que tenga suficiente para toda la semana.

Ya que suele tener bastante polvo y tierra, cuando lo compres recuerda lavarlo varias veces. Pon agua en un plato hondo y sumerge las hojas para que se les caiga la tierra. Hazlo varias veces, hasta que el agua deje de ensuciarse. Con cuidado, sacude las hojas para secarlas o déjalas en otro plato para que se sequen con el aire. Guárdalas en un contenedor cubierto con toallas de cocina dentro del refrigerador. Su duración dependerá de qué tan fresco haya estado cuando lo guardaste. Así, puede durar unos días o hasta una semana entera. Las raíces brillantes e intactas suelen ser una buena señal.

Perejil

Miembro de la familia del apio y la zanahoria, el perejil era tan apreciado en la antigua Grecia que con él se coronaba a los ganadores de las pruebas de atletismo.

El perejil tiene mucha clorofila, por lo cual es un desintoxicante o agente quelante de metales pesados, así como deodorizador, pues oculta los olores de otros alimentos. Mascar perejil después de comer un platillo muy oloroso, por ejemplo uno con mucho ajo, ayuda a mantener el aliento fresco. Además de sus altos niveles de clorofila, el perejil también contiene una buena cantidad de vitaminas antioxidantes y flavonoides. Entre estos últimos está la luteolina, que tiene propiedades anticancerígenas y es un importante agente antioxidante de la sangre. Además, tiene miristicina, un aceite que facilita las funciones del glutatión, el antioxidante más importante del hígado.

Además, esta hierba es rica en vitamina A y carotenos como la zeaxantina, ambas necesarias para la salud de los ojos. Las grandes cantidades de vitamina C y hierro que tiene el perejil lo hacen una excelente fuente de estos elementos para los vegetarianos, ya que el hierro no hemo (que proviene de las plantas), que no contiene hematina, es más difícil de asimilar por el cuerpo que el hierro hemo (que proviene de los animales). Sin embargo, al poseer vitamina C, el perejil aumenta la capacidad que tiene nuestro cuerpo para almacenar el hierro. Además, tiene altos niveles de vitamina K y ácido fólico, por lo que es un gran complemento para la salud cardiovascular.

El perejil es una gran fuente de vitaminas A, C y K. Además, posee todas las vitaminas del complejo B y una gran variedad de minerales. Por si fuera poco, es un buen desintoxicante, gracias a sus altos niveles de vitaminas antioxidantes, flavonoides y pigmentos.

En los licuados verdes, el perejil se combina muy bien con aguacate, col, col rizada, cardamomo, cilantro, naranja, pepino, quinoto, limón, menta y granada.

CULTIVAR Y ALMACENAR PEREJIL

Cualquiera que haya cultivado alguna vez perejil, sabe que, una vez que logras tener una mata, te acompañará por el resto de tus días. Cuando está a punto de echar semillas, a la planta le crecen muchos botones que contienen cientos de semillas. Si se deja que éstas caigan a la tierra naturalmente, las matas brotarán por sí solas. En climas cálidos, el perejil suele darse dos veces al año, pero si cada dos o tres meses vuelves a sembrarlo, tendrás perejil durante todo el año.

El perejil es bastante fuerte para lavarlo y almacenarlo. Por eso, no necesitas ser tan cuidadoso como con el resto de las hierbas. Puedes guardarlo con todo y tallo o escoger las hojas y los tallos más tiernos y desechar los duros. Lávalo y sacúdelo para eliminar el exceso de agua, o ponlo en un plato para que se seque con el aire. Guárdalo en un contenedor cubierto con toallas de cocina dentro del refrigerador. Cuando está bien fresco, yo he podido almacenar perejil hasta por dos semanas. Si comienza a marchitarse o se pone amarillo, tíralo.

¿Exprimir o licuar?

Hazles esta pregunta a los expertos en jugos y a los expertos en licuados, y cada cual ensalzará su propio método, de tal manera que comenzarás a inclinarte por uno o por otro con confianza. Sin embargo, ¿es posible que un método sea mejor que el otro? El principal argumento de la gente que prefiere los jugos es que la ausencia de fibras permite que los nutrientes estén más concentrados y vayan directamente al torrente sanguíneo con muy poco trabajo de digestión. En cambio, los que prefieren licuar argumentan que es justamente la presencia de fibra lo que hace que los licuados verdes sean únicos en su tipo.

La difunta doctora Ann Wigmore, una nutrióloga pionera en su campo, sugería una dieta consistente en 70% de licuados y 30% de otros alimentos crudos. Ella tuvo una vida extremadamente sana y al parecer nunca tuvo canas en el pelo. Por su parte, el autor de *best sellers* Steve Meyerowitz, "el hombre germinado", nos ha enseñado que consumir jugos frescos conserva la energía de la digestión, por lo cual el cuerpo puede emplear más energía para sanar. Es interesante notar que Ann Wigmore dijo exactamente lo mismo. Ambos se refieren a la predigestión y la provisión de altos niveles de nutrientes de su bebida preferida.

En efecto, los jugos no contienen fibra, por lo cual los nutrientes son absorbidos muy rápidamente, casi desde el momento en que entran al aparato digestivo. El trabajo del aparato digestivo consiste en descomponer los alimentos para que puedan ser absorbidos por el cuerpo, pero con los jugos no hay nada que descomponer; ni siquiera hace falta masticar, así que casi no utilizamos energía para digerirlos.

Por su parte, los licuados son básicamente jugos con fibra, y es esto lo que a muchas personas les parece que los hace únicos y mejores.

Los alimentos tienen dos tipos de fibra: insoluble y soluble. La fibra insoluble es la que evita que las personas se estriñan y ayuda a regular el pH (equilibrio entre ácidos y bases) de los intestinos. Ambas cosas son extremadamente importantes para prevenir el cáncer de colon e intestino. Por su parte, la fibra soluble atrapa el colesterol LDL (el de lipoproteínas de poca densidad, considerado el colesterol "malo") y lo expulsa del cuerpo a través de los intestinos. Además, ayuda a que se formen las heces y se mantengan blandas. La fibra soluble también ayuda a mantener los niveles de azúcar en la sangre al prolongar el tiempo que el estómago necesita para vaciarse; por eso es benéfica para conservar la energía y regular los desórdenes en los niveles de azúcar de la sangre, como la diabetes.

El cuerpo no absorbe ninguno de los dos tipos de fibra; después de cumplir su función, la fibra se excreta por medio de las heces. A pesar de que el sistema digestivo descompone la fibra insoluble —que se halla en altas concentraciones en las verduras, por ejemplo— en pequeños pedazos, a nivel molecular queda prácticamente intacta y así pasa por los intestinos, sin que el organismo haya aprovechado sus nutrientes. A su vez, la fibra soluble, presente en alimentos como la linaza o las semillas de chía, se transforma con el agua en una especie de gel que también cruza por el sistema digestivo sin que se absorban sus componentes.

Tomemos el ejemplo de una naranja que se consume de tres maneras diferentes: en jugo, en licuado y masticada. El jugo de naranja no requiere ser masticado y su digestión le exige muy poca energía al estómago, por lo que todas sus azúcares, vitaminas, minerales y antioxidantes se absorben y pasan de inmediato al torrente sanguíneo. Un licuado de naranja tampoco requiere ser masticado y exige muy poca energía del estómago y los intestinos, pues la fibra ya se ha descompuesto en pequeños pedazos en la licuadora. Aunque tenga los mismos nutrientes que el jugo, en un licuado éstos se asimilan más lentamente, y las azúcares tardan más en llegar al torrente sanguíneo debido a la presencia de fibra soluble. Por otra parte, comer una naranja requiere que uno se encargue de romper sus componentes en pequeños pedazos al masticarlos y deglutirlos. Después, será trabajo de los intestinos "licuar" estos componentes para que la fibra sea lo bastante pequeña para cumplir su función y los nutrientes y azúcares puedan ser absorbidos.

Yo he observado que la gente tiende a masticar un bocado entre dos y tres veces, y hasta un máximo de 10, cuando lo recomendado es entre 20 y 50 veces. Aunque masticar poco pueda parecer un ahorro de energía, es a expensas del resto del sistema digestivo: masticar bien evita que el estómago y los intestinos se sobresaturen y estimula la producción de enzimas para la digestión. Masticar poco puede ser causa de una mala digestión, lo cual, a su vez, sacrifica la absorción de nutrientes y puede ser causa de desarrollo excesivo de bacterias. Muchos comemos muy rápido por causas como comer con prisa, comer sin pensar (por ejemplo frente a la televisión), y falta de fuerza en la quijada. ¡Intenta masticar un bocado 50 veces! Es agotador y toma mucho tiempo. Si lo hiciéramos, tendríamos mandíbulas muy fuertes, lo cual no estaría nada mal, pero en realidad no masticamos suficiente y es muy poco probable que comencemos a hacerlo. Así pues, no es de sorprenderse que tengamos deficiencias nutritivas y desórdenes gástricos; muchos de ellos pueden ser adjudicados a lo mal que masticamos.

Desde el punto de vista de la digestión, está claro que tomar jugos o licuados es una mejor opción que comer. Pero cuidado: no dejes de paladear el jugo o el licuado con la boca para producir saliva antes de engullirlo; si no lo haces, la digestión aún puede ser difícil.

Tanto los jugos como los licuados te proveen de nutrientes pre-digeridos; la única diferencia es que, en los licuados, la presencia de fibra retrasa un poco la absorción de nutrientes y azúcares. La ventaja de los jugos sobre los licuados es que, cuando una persona tiene deficiencias nutricionales graves o una constitución muy débil, aho-rrarles trabajo a los intestinos ayuda al cuerpo a ahorrar su energía digestiva y sanar. Además, algunas personas son intolerantes a la fibra, pues les irrita los intestinos, de modo que los jugos son una buena opción para ellos.

Si no se dan esas condiciones, los licuados ofrecen grandes venta-jas; principalmente, la fibra. Muchas personas no consumen los 25 o

30 gramos de fibra que se recomienda ingerir diariamente (algunas fuentes incluso sugieren que tendríamos que consumir hasta 45 gramos). En Estados Unidos, la gente consume entre 12 y 18 gramos, mientras que en Australia consumen hasta 20 gramos, y en el Reino Unido de 12 a 16. En casi todos los países occidentales la gente sufre altos grados de niveles de colesterol, diabetes, estreñimiento y cáncer de colon; se recomienda aumentar la cantidad de fibra en la dieta para prevenir y tratar estas enfermedades.

Los licuados son llenadores y pueden constituir una comida. Casi siempre se toman como desayuno, ya que es un momento del día en que estamos apurados, y los licuados nos ahorran mucho tiempo, además de aportarnos mucha energía para comenzar nuestro día. Puedes hacerte un licuado y limpiar la licuadora en cuestión de minutos. En cambio, hacer un jugo toma más tiempo. Con un exprimidor de jugo manual, que hace el trabajo más lento pero que te da una mejor calidad de jugo que uno eléctrico, puedes tardar hasta 30 minutos para producir un solo vaso de jugo. ¡Y todavía falta que lo limpies! Ésta es la maldición de cualquiera que use un exprimidor. Incluso si tienes uno eléctrico que sea bastante rápido, limpiarlo toma mucho más tiempo que limpiar una licuadora. Muchas personas comienzan muy entusiasmadas a hacerse jugos, pero no pasa mucho para que devuelvan el exprimidor a la alacena por todas las molestias que ocasiona.

Los licuados casi no producen desperdicios. Aparte de un par de cáscaras de plátano o tallos de verduras, tu bote de basura no se llenará de desperdicios cuando te prepares un licuado. No se puede decir lo mismo de los jugos, pues toda la fibra se desecha.

Por si fuera poco, un jugo no te llena. Tómate un jugo de desayuno y en una hora estarás hambriento. Los jugos comerciales preparados con ingredientes frescos generalmente se beben para acompañar una comida o para saciar la sed, por lo que aportan calorías innecesarias, pues contienen mucha azúcar. Además, carecen de fibra, que ayuda a que el estómago se libere y a que el azúcar no llegue demasiado rápidamente al torrente sanguíneo. En vez de eso, el azúcar entra de inmediato a la sangre, lo que provoca una explosión de energía seguida poco después por un bajón. En cambio, consumir alimentos con fibra, en forma de licuados, ayuda a regular el flujo de azúcar y controlar nuestro peso.

Añadir verduras a tus licuados aumenta este efecto de regulación del azúcar, al añadir más fibra de la que una simple fruta contiene; además, el alto contenido proteínico de las verduras contribuye a regular la digestión de carbohidratos. Esto significa que tu nivel de azúcar se mantiene estable por más tiempo, lo que provoca que te sientas satisfecho entre comidas y evita que te atiborres o te pongas a consumir botanas. Para más información sobre carbohidratos y su efecto en el nivel de azúcar en la sangre, ve "Locos por los carbohidratos", en la página 57.

La historia de los licuados

Hace más de un siglo, la palabra *smoothie* (licuado, en inglés) se usaba para describir a una persona que encantaba a los demás con su facilidad para la palabra. El mismo término se ha usado como marca de plumas, jarabe de chocolate, whisky, lencería, aditivo para pintura de autos, zapatos y cocteles; ¡además de usarse para referirse a los nudistas con el cuerpo afeitado!

Un *smoothie* o licuado, como lo entendemos hoy, es una bebida espesa que contiene fruta licuada con jugo, leche o yogurt. A pesar de que ha habido muchas personas que aseguran ser los creadores del término —sobre todo Stephen Kuhnau, fundador de Smoothie King en los años setenta—, los licuados tienen un pasado mucho más antiguo. Por ejemplo, el *lassi* de la India, una bebida cremosa en la que se mezclan yogurt, frutas y especias, fácilmente podría ser considerado el primer licuado de la historia, y su origen se remonta a unos mil años antes de nuestra era. Entre 1920 y 1930, era común encontrar en las tiendas naturistas de Estados Unidos un tipo de bebidas hechas con frutas machacadas, basadas en recetas que provenían de Brasil. A finales de la década de 1920, la compañía Orange Julius, que se dedicaba a vender jugo de naranja, comenzó a vender jugo mezclado con leche, azúcar y vainilla. En la década de 1930, aparecieron las primeras licuadoras, versiones mejoradas de las mezcladoras de los años veinte; las más famosas eran las de la marca Waring, que sacó al mercado la Miracle Mixer en 1933 y la Blendor en 1937, y en los años cuarenta comenzó a incluir recetas para licuados en sus recetarios. Por su parte, el fundador de Vitamix lanzó al mercado la Blender en 1937.

Los licuados adquirieron mucha popularidad en la década de 1960, y consistían principalmente de combinaciones de fruta, jugo y hielo. En la década de 1970, se empezó a añadir leche congelada y yogurt, y en la década de 1980 era común añadir suplementos alimenticios. En la década de 1990, la industria de los licuados y los jugos tuvo un gran auge, y hoy produce ganancias de miles de millones de dólares. Abundan las franquicias y cadenas de este tipo de bebidas en todo el mundo.

En 2004, Victoria Boutenko creó lo que hoy conocemos como "licuados verdes". Tras 10 años de basar su dieta en puros alimentos crudos, Boutenko y su familia demostraron haberse curado por sí mismos de enfermedades como artritis reumatoide, diabetes, desórdenes de la tiroides, obesidad mórbida, asma y alergias. Sin embargo, aún no estaban satisfechos con sus hábitos alimenticios y, a pesar de encontrarse en mucho mejor estado de salud que antes, sabían que algo les faltaba. La pasión de Boutenko y su talento innato para investigar la llevaron a la conclusión de que lo que les hacía falta eran verduras. Así, se puso a investigar la dieta de los chimpancés, nuestros parientes más cercanos a nivel genético, y la comparó con la dieta cotidiana de un norteamericano promedio. Así, descubrió que la dieta de un chimpancé se compone de 50% de frutas y 40% de hojas y verduras. A pesar de que una persona que sigue la dieta de los alimentos crudos suele consumir un alto porcentaje de frutas, es común que no consuma más que 10% de verduras. Victoria determinó que la dieta de un norteamericano promedio contiene muy poca fruta y mucho menos verduras de lo que realmente debería contener.

Boutenko calculó que su familia debía consumir diariamente dos raciones de verduras y alrededor de uno o dos kilogramos de frutas. Comer frutas era fácil, pero les costaba trabajo consumir tantas verduras sólo en ensaladas. Poco tiempo después, Boutenko averiguó que las paredes de las células de las plantas tenían que romperse para liberar sus nutrientes, y fue así como de pronto se le iluminó la mente: licuar las verduras con fruta y agua. Gracias a la fruta, el sabor de las verduras se equilibra, y así se satisface la necesidad nutricional de consumir ambas cosas. ¡Así nacieron los licuados verdes! Para más información sobre Victoria Boutenko, sus libros *Green for Life* y *Green*

Smoothie Revolution son excelentes. Sin embargo, aunque no lo parezca, licuar verduras es un concepto mucho más viejo. Muchas décadas antes de que Boutenko tuviera su gran idea, la doctora Ann Wigmore, pionera del movimiento de la dieta de los alimentos crudos, quien también desarrolló quesos a partir de leche de semillas y nueces, fue una defensora incansable de los alimentos licuados. Una de sus recetas para hacer una sopa con alimentos crudos abundaba en verduras, y ella la denominó "la sopa energética". A pesar de que existen múltiples variaciones de esta receta, la original contiene rejuvelac,[1] semillas, hojas de verduras, aguacate, algas, cáscara de sandía, zanahoria y manzana. La doctora Wigmore recomendaba que nuestra dieta debería consistir en 70% de alimentos licuados, ya que creía que ésta era la mejor manera de proveerle nutrientes al organismo y ayudarlo a su digestión. Estaba segura de que sus recetas eran una gran manera de mantenerse sanos y ayudar a los enfermos a curarse, pues se ahorraba trabajo al sistema digestivo y al mismo tiempo se le proporcionaba abundante fibra y nutrientes.

Históricamente, los proponentes de la comida naturista han preferido los licuados sobre los jugos, pues tienen la impresión de que los segundos son una especie de refinación innecesaria. Quitarle fibra a la comida la vuelve menos "completa". Es muy común que las recetas de ensaladas licuadas contengan jitomate, pimiento, pepino, calabaza, lechuga, apio o hinojo. También es común encontrar recetas que incluyen levadura, especias, ajo y ciertas grasas como aceite prensado en frío o de aguacate. Ya sea un licuado de ensalada, la sopa energética de la doctora Wigmore o una sopa de alimentos crudos con verduras, este tipo de platillos licuados son muy similares a lo que comúnmente se entiende por "licuados verdes", que, para algunos, constituyen una comida por sí solos. (En la página 225 podrás encontrar recetas de sabrosos licuados verdes y sopas.)

Así como la industria de los licuados ha crecido, también los licuados verdes han ganado popularidad. Hoy en día existe una infi-

---

[1] Rejuvelac es una bebida fermentada hecha con germinados de semillas. También se le conoce como "agua enzimática", ya que las enzimas de los brotes pasan directamente al agua. [N. del T.]

nidad de libros, páginas de internet y blogs dedicados a los licuados verdes. Menos de una década después de la original idea de Victoria Boutenko, la afición por los licuados verdes no parece diluirse y es algo más que simple moda. ¡Los licuados verdes llegaron para quedarse!

¿Es importante el tipo de licuadora?

Para hacer un licuado verde puedes utilizar cualquier tipo de licuadora, aunque las que son muy baratas se romperán casi de inmediato. Dos de las marcas más populares, aunque también de las más caras, son Vitamix y Blendtec. Yo, personalmente, uso Thermomix, un electrodoméstico que cumple múltiples funciones: licua, procesa, cuece, vaporiza, calienta y derrite (llega hasta los 37°C), pesa, tritura hielo, muele, etcétera. Es importante saber que los procesadores de alimentos no son buenos para hacer licuados. Para cuando viajes, la licuadora personal Tribest es una excelente herramienta, ya que es pequeña e incluye vasos para beber.

Para que la fibra quede bien incorporada a un licuado verde, tienes que licuar durante más tiempo que un licuado común que sólo contiene fruta y líquido. Se requiere una licuadora de uso rudo como la Thermomix, Blendtec o Vitamix para desmenuzar verduras como el apio o partes fibrosas de las frutas como el núcleo de la piña. Este tipo de licuadoras pueden machacar hielo, que es una buena forma de evitar que se eleve la temperatura del líquido en la Vitamix, la Blendtec o las licuadoras más baratas.

La gente que usa Vitamix y Blendtec comenta que, sin hielo, después de un minuto de licuar, sus licuados quedan calientes y, tras dos minutos, muy calientes. Es más, la publicidad de estas licuadoras presume que con ellas se puede hacer una sopa caliente sólo con la fricción de las aspas al licuar entre tres y nueve minutos. Un licuado caliente es poco agradable, y el calor puede llegar a destruir los nutrientes y las enzimas. Yo suelo licuar mis licuados con la Thermomix por dos minutos y nunca salen calientes. Si mi licuado comienza a ponerse caliente, el foco de la temperatura de mi Thermomix se enciende para avisarme.

Las licuadoras más baratas también pueden calentar su contenido, pero licuar por mucho tiempo hace que el motor se sobrecaliente, lo cual a veces produce un olor a quemado. Así, para hacer un solo licuado tienes que licuar durante unos segundos y dejar que la licuadora se enfríe para volver a comenzar, lo cual se torna bastante molesto.

Los mejores tips para licuar licuados verdes

Para mí, Thermomix es la mejor licuadora debido a su calidad, su potencia, sus funciones y el control de la temperatura. Sin embargo, también es la más cara.

Si usas cualquier otra licuadora, experimenta con sus funciones y el uso de ingredientes fríos para evitar que tus licuados queden calientes.

Si tienes una licuadora de las más baratas:

- Déjala descansar si detectas olor a quemado o si la base se sobrecalienta.
- Corta los pedazos en trozos pequeños antes de ponerlos dentro de la jarra.
- Asegúrate de que haya suficiente líquido para que los sólidos circulen, pues de otra forma harás que tu licuadora trabaje en exceso.
- Trata de licuar primero las verduras y el líquido, y añade después las frutas.
- Utiliza pocos ingredientes congelados, pues quizá las aspas y el motor no puedan triturarlos. Asegúrate de que los ingredientes congelados estén cortados en pedazos muy pequeños.

Sea cual sea el tipo de licuadora que vayas a utilizar, reduce al mínimo los ingredientes congelados para que tu licuado no resulte demasiado frío, pues el frío también es un factor que resiente nuestro aparato digestivo.

Los ingredientes congelados deben utilizarse con cuidado. Sí, es verdad que es conveniente congelar los excedentes y comprar verduras congeladas fuera de temporada, y no hay duda de que añadir un plátano frío a tu licuado es como ponerle una cucharada de helado.

Tanto la medicina china como la aryuvédica aconsejan no consumir alimentos fríos. Para estas tradiciones, la digestión es un proceso caliente, y los alimentos fríos lo retrasan, exigiendo un mayor consumo de energía para calentarlos a la temperatura del cuerpo; los alimentos que no sólo están fríos, sino congelados, obviamente empeoran el problema. Además, hay estudios que indican que el frío afecta la absorción de nutrientes tales como la vitamina B12.

A mí no me gusta ponerle hielo a mis bebidas, y puedo decirte que odio el agua fría. Además, si usara ingredientes congelados en mi licuado, éste saldría realmente frío pues mi Thermomix no se calienta con la fricción. La solución que he encontrado es añadir agua tibia, en vez de beber licuados fríos. En otras licuadoras, usar grandes cantidades de hielo o fruta congelada también dará como resultado licuados muy fríos. Así pues, para que tus licuados no queden ni demasiado calientes ni demasiado fríos, usa con cuidado el hielo y los ingredientes congelados y conoce las funciones y características de tu licuadora.

Alimentos crudos

La dieta en alimentos crudos se basa en comer alimentos de origen vegetal que no estén cocidos. Esto incluye frutas, verduras y vegetales crudos, así como semillas y nueces. En sentido estricto, "crudo" significa que no se utiliza fuego por encima de los 48 °C. Al calentar un alimento por encima de esta temperatura, se destruyen las enzimas, así como muchas vitaminas y los minerales, además de que las proteínas pueden quedar dañadas casi 50 por ciento. Para los objetivos de este libro, los licuados verdes se hacen con ingredientes crudos, a menos de que se indique lo contrario.

La ventaja más evidente de los alimentos crudos es que son más nutritivos. Una de las teorías más aceptadas sobre sus beneficios es que mantienen intactas las enzimas, por lo cual nuestro organismo puede conservar sus propias reservas a la hora de digerir. Esta teoría tiene sus críticos, y yo no estoy muy convencida de que sea cierta. Sin embargo, la dieta en alimentos crudos ofrece beneficios más allá de la conservación de enzimas.

El núcleo de este tipo de dieta lo constituyen alimentos orgánicos y sin procesar, lo cual significa que se evita el contacto con pesticidas, herbicidas y otros químicos que se les suelen poner a los alimentos. Además, se evitan o se reducen al mínimo ciertos alimentos a los cuales mucha gente es intolerante, tales como el trigo, el gluten, los lácteos y la soya.

- Las personas que siguen esta dieta suelen tomar agua purificada o de manantial para evitar los químicos del agua de la llave.

- No usan trastos de cocina, por lo cual eliminan el consumo de toxinas que se desprenden de superficies como el teflón o el aluminio.
- Tampoco consumen carne o lácteos (si lo hacen, los consumen muy poco). Está demostrado que tener una dieta con más de 10% de proteínas animales se relaciona con enfermedades como el cáncer de seno o de próstata, así como la diabetes y desórdenes cardiovasculares.
- También, las personas que utilizan esta dieta evitan el uso de recipientes de plástico y, más bien, guardan su comida en recipientes de cristal. Tampoco usan hornos de microondas, que requieren trastos de plástico.
- Así como evitan los alimentos tratados con químicos, también los evitan en los productos de higiene personal.

Estas personas suelen estar en su peso ideal. Las toxinas se almacenan en la grasa corporal cuando el organismo no puede metabolizarlas. Mientras más toxinas haya en el cuerpo, mayor grasa corporal será necesaria, sobre todo alrededor de la cadera. La grasa también actúa como una glándula endocrina que produce más estrógeno del que necesita nuestro cuerpo, lo que puede causar dominancia del estrógeno. Teniendo en cuenta que las personas que siguen una dieta de alimentos crudos suelen consumir pocos tóxicos y tener muy poca grasa corporal, su riesgo de padecer dominancia del estrógeno es muy bajo. La dominancia del estrógeno puede provocar un desajuste hormonal tanto en mujeres como en hombres; mientras más grande sea nuestra exposición al estrógeno, más probable es que padezcamos enfermedades como cáncer de seno o de próstata.

Unas cuantas personas que siguen una dieta de alimentos crudos basan al cien por ciento su alimentación en ingredientes realmente crudos, y sus testimonios sobre recuperación de enfermedades y obesidad son impresionantes. La gran mayoría sigue una "dieta alta en crudos", que es lo que yo hago, y quiere decir que 80% de los alimentos que ingiero están crudos. En mi caso, fue mi madre la que me introdujo en este tipo de dieta, pues gracias a ella, a una edad madura, pudo perder una gran cantidad de peso y mantenerlo por primera vez en toda su vida. Naturalmente, sentí curiosidad y comencé a leer al respecto; en ningún momento pude dudar de un método que parecía tan natural y lógico. En algunos periodos he logrado una dieta cruda al cien por ciento, gracias a lo cual he conseguido resultados sorprendentes como balancear mis hormonas y vencer a la candidiasis. Debo admitir que llevar una dieta cien por ciento cruda es muy complicado, sobre todo si llevas una vida socialmente activa o cuando llega el invierno y la temperatura baja. Además, me parece que muchos de nosotros somos adictos y tenemos una cierta fascinación por la comida cocida. En mi caso, mi esposo es un gran apoyo, pero soy consciente de que muchas parejas suelen pelearse cuando no hay unanimidad en las decisiones en cuestión de alimentación.

En 1930, el doctor suizo Paul Koukachoff analizó los efectos que la comida cocida tiene en nuestra sangre. Descubrió que ingerir alimentos que fueron calentados a cierta temperatura incrementa los glóbulos blancos en la sangre, a lo cual denominó como leucocitosis digestiva. Los glóbulos blancos son la llave del sistema inmunitario y se incrementan cuando el cuerpo está luchando contra alguna enfermedad o agente invasor. Así, el doctor Koukachoff encontró que ingerir alimentos no cocinados no incrementaba el número de glóbulos blancos en la sangre, a diferencia de los cocidos. Además, determinó que, si por lo menos la mitad de los ingredientes de nuestra comida son crudos, la leucocitosis no se produce. De ahí proviene la recomendación, seguida por muchos de los entusiastas de esta dieta, de que por lo menos la mitad de los alimentos que ingerimos en todas nuestras comidas deben estar crudos. Esto no es difícil de lograr y se puede hacer al añadir una ensalada en cada una de nuestras comidas.

Como puedes ver, es muy sencillo mantener un nivel satisfactorio de alimentos crudos si adquieres la costumbre de tomarte un licuado verde grande en cada desayuno, una buena ensalada en el almuerzo y un platillo mitad cocido y mitad crudo en la cena. Si en el desayuno tomas un licuado verde de 500 mililitros, fácilmente quedarás satisfecho hasta la hora del almuerzo. Entonces, la ensalada que te comas debe ser generosa y puede tener medio aguacate, algunas aceitunas o semillas de girasol o calabaza, las cuales contienen buenos niveles de proteínas y grasas. Si a esto le añades un aderezo que contenga aceite de linaza, chía o nueces, estarás sumándole una cantidad necesaria de omega 3 a tu dieta.

El doctor Fred Bisci, que a sus 80 años y con un doctorado en ciencias de la nutrición mantiene una dieta de alimentos crudos al cien por ciento, sabe que este régimen no está hecho para todas las personas. Él tiene un consejo para aquellos que comen tanto comida cruda como cocida. Su consejo es sencillo: primero cómete lo crudo y después lo cocido, y mantente dentro de los parámetros que hayas elegido. Por ejemplo, si tú elegiste llevar una dieta compuesta al 80% por alimentos crudos, no procesados y libres de gluten, apégate a ella. Si pretendes comer un mayor porcentaje de alimentos crudos, pero esto entra en conflicto con tu estilo de vida, no podrás mantener esa dieta. Además, darte un gustito de vez en cuando y permitirte algunas dosis de comida chatarra o de alimentos con gluten no va a ser nada benéfico para ti. Por eso, escoge un parámetro que sea razonable con tu salud (por ejemplo, si eres intolerante al gluten, elimínalo de tu dieta) y que sea compatible con tu estilo de vida. Es mucho mejor ser consistente y llevar una dieta de 80 o hasta 50% de alimentos crudos, que variar todo el tiempo los parámetros.

En mi caso, un buen licuado verde en la mañana es el elemento esencial que, dentro de mis parámetros, me mantiene en marcha y con una dieta alta en crudos. Si en el desayuno sólo comiera fruta, a las pocas horas necesitaría más comida, y esto no es nada práctico en mi trabajo como fisioterapeuta. No me caen bien los cereales (aunque sean libres de gluten) ni la granola. Si sólo desayunara esto, tendría la energía baja y a medio día necesitaría comer algo. Sé que muchas personas funcionan bien con un desayuno basado en granos, pero eso no es para mí. Beber un buen licuado verde todas las mañanas se ajusta a mis limitaciones de tiempo, me hace sentir satisfecha y me da una sensación de plenitud. Afortunadamente, a mi esposo le pasa lo mismo. Según él, su día nunca es bueno cuando no lo empieza con un gran licuado verde.

El mito
de la proteína

Una de las preguntas más constantes que a los vegetarianos y a los veganos les hacen personas que saben mucho menos que ellos sobre nutrición es: ¿de dónde obtienen las proteínas? Una vez que su sangre deja de hervir por escuchar la misma pregunta por enésima vez, ellos sonríen y responden amablemente: de lo que como.

En serio, hay pocos riesgos de una falta de proteínas si tu alimentación en general es rica en nutrientes. No es necesario poner demasiada atención al consumo de proteínas si en general tu dieta contiene alimentos con suficientes nutrientes, seas vegetariano, vegano o carnívoro. Si llevas una alimentación balanceada y obtienes todos los nutrientes necesarios (ya vengan de productos animales o de otras fuentes), siempre estarás sano.

La Organización Mundial de la Salud asegura que sólo 10% de nuestras calorías provienen de las proteínas. El doctor T. Colin Campbell, profesor emérito de bioquímica nutricional de la Universidad de Cornell, y autor del maravilloso libro *The China Study*, asegura que sólo necesitamos obtener de las proteínas 5% o 6% de nuestras calorías, aunque lo más recomendable es consumir 10% para asegurarnos de que siempre tengamos lo suficiente.

Necesitamos los carbohidratos para tener energía, la grasa para nuestro cerebro y sistema endocrino, y las proteínas para el crecimiento y la recuperación de los tejidos. Como adultos que somos, definitivamente ya no crecemos como cuando éramos niños, y mucho menos como cuando éramos bebés. La leche materna es el alimento perfecto para un recién nacido y bebés de hasta seis meses, y sólo 6% de sus calorías provienen de proteínas. ¡Sólo 6% y en la etapa de crecimiento más rápida de toda la vida! La leche materna es, en gran medida, una combinación de grasa y ácido láurico, lo cual la vuelve muy parecida a los ácidos grasos del agua de coco.

Muchas dietas de moda contienen altos niveles de proteínas y pocos carbohidratos, debido a la errónea creencia de que es bueno excretar cetonas a través de la orina. Además de sobrecargar los riñones, una dieta con altos niveles de proteínas produce problemas como cálculos renales, osteoporosis, volubilidad y mal olor. Además, las dietas altas en proteínas provocan pérdida rápida de peso, debido principalmente a la falta de calorías y al hecho de que un alimento alto en proteínas es mucho más llenador que la misma cantidad de un alimento alto en carbohidratos.

Si quieres perder peso y mantener el nivel de azúcar en la sangre, es importante que consumas proteínas; sin embargo, esto no significa que en cada comida debas zamparte un gran trozo de carne. Hay muchas plantas ricas en proteínas; éstas incluyen verduras de hoja verde y germinados como la alfalfa y la lenteja, así como nueces como las almendras y el ajonjolí, legumbres como el garbanzo, y semillas como la quinoa, la chía o el amaranto.

La idea de que las proteínas que necesitamos pueden provenir de una combinación de plantas que las contengan —por ejemplo al combinar arroz con frijoles— fue refutada en la década de 1970. Siempre y cuando consumas una buena variedad de fuentes de proteína, no es necesario que adquieras todos los aminoácidos en una sola comida.

¿Amino… qué? Los aminoácidos son algo así como los ladrillos de los que están hechas las proteínas. Cuando consumes alimentos ricos en proteínas, tu sistema digestivo las rompe en aminoácidos individuales para después conformar nuevas proteínas con éstos, como las enzimas que el cuerpo necesita. Existen 22 tipos de aminoácidos y ocho de ellos son esenciales, lo cual significa que necesitas consumirlos porque tu cuerpo no puede producirlos por sí solo. Las proteínas completas, como la carne y el huevo, contienen los ocho tipos de aminoácidos esenciales. El problema es que los alimentos que los contienen casi siempre necesitan cocinarse, y el proceso de calentamiento destruye por lo menos 50% de las proteínas. Así, si bien en un principio tenían una buena cantidad de proteínas, a la hora de llegar a nuestra boca esta cantidad se ha reducido por lo menos a la mitad. En cambio, al comerse crudas, las plantas que contienen proteínas mantienen 100% de sus proteínas intactas, y algunas plantas, como la soya, la quinoa, la chía o el amaranto, son fuentes proteínicas completas.

Otra de las creencias más comunes es que la gente que quiere fortalecer sus músculos tiene que comer más proteínas y, por eso, muchos fisicoculturistas comen una descabellada cantidad de pollo, huevo y licuados enriquecidos con suplementos. Es cierto, las proteínas son necesarias para el crecimiento, pero lo que hace fuertes a los músculos son el levantamiento de pesas o los ejercicios de resistencia. Para hacer este tipo de actividades, tu cuerpo necesita combustible. El pollo puede convertirse en combustible, cierto, pero es más difícil sacar energía de ahí que de los carbohidratos. Ejercicio y un consumo equilibrado de carbohidratos es la mejor combinación, ya que éstos son un combustible más eficiente.

Un licuado verde compuesto por 40% de verduras es una gran fuente de proteínas. Las plantas son ricas en ellas: tan sólo ve cómo crecen los animales que pastan, como el ganado, sin mencionar a los simios. ¡Qué musculosos son estos animales, y su dieta es vegana! El 30% de las calorías que se obtienen de la espinaca, por ejemplo, proviene de las proteínas, mientras que del queso sólo proviene 26%, de la leche 23%, y de la carne de res 50 por ciento. Sí, 50%, pero recuerda que calentar los alimentos destruye la mitad de sus proteínas, así que de 100 gramos de carne cocida se obtiene el mismo número de proteínas que de 80 gramos de espinaca cruda. Popeye no estaba nada perdido, ¿o sí?

Locos
por los carbohidratos

Sin lugar a dudas, nuestra sociedad ha satanizado a los carbohidratos. ¡No quiera Dios que comamos carbohidratos, porque engordan! El mundo es cada vez más obeso, pero ¿son los carbohidratos los verdaderos culpables? La gente es presa de una gran confusión de tipos de dietas y regímenes alimenticios. ¿Tenemos que comer muchos o pocos carbohidratos, alimentos con grasa o sin grasa, con o sin proteínas? Todo esto sin mencionar la gran cantidad de tipos de dietas que existen: omnívoras, vegetarianas, veganas o de alimentos crudos, así como el papel que juega el ejercicio y las diferencias que existen entre hombres y mujeres, o niños y adultos.

Lo que vuelve aún más confusa nuestra actitud en torno a los carbohidratos es que no todos son iguales. Cuando una dieta se refiere a ellos, generalmente habla de los carbohidratos almidonados y los azúcares. Algunas de estas dietas prohíben las frutas y otras prohíben ciertos tipos de granos.

Entonces, ¿qué diablos son los carbohidratos? En términos técnicos, un carbohidrato es un sacárido, es decir que su estructura molecular se compone de carbono, hidrógeno y oxígeno. Pueden tener una gran variedad de estructuras que van desde lo muy simple hasta lo muy complejo. En un extremo están los monosacáridos de sabor dulce como la glucosa y la fructosa, y los disacáridos compuestos por dos moléculas que se unen, como la sacarosa (producto de la unión entre glucosa y fructosa), también conocida como azúcar de mesa. Por otro lado están los oligosacáridos, que no suelen ser dulces y que consisten en cadenas medianas de moléculas de azúcar (por ejemplo, los frijoles), y los polisacáridos, que se constituyen por largas cadenas de monosacáridos o disacáridos tales como el almidón, el glucógeno o la celulosa. Todos los carbohidratos tienen que descomponerse en monosacáridos para que puedan convertirse en combustible para nuestro cuerpo.

La glucosa es un tipo de carbohidrato que se encuentra en nuestra sangre y provee de una fuente inmediata de energía para nuestras células y tejidos. Por su parte, la fructosa es metabolizada por nuestro hígado, el cual la almacena como glucógeno y después la libera en el torrente sanguíneo ya convertida en glucosa. El exceso de fructosa se metaboliza como grasa y se almacena en el hígado, lo cual puede provocar el padecimiento de hígado graso y enviar grasa al torrente sanguíneo en forma de triglicéridos. Esta condición no es nada buena para la salud.

En la naturaleza existen alimentos como la caña de azúcar, que tienen un buen balance de glucosa y fructosa, y que le dan a nuestro organismo una dosis inmediata y controlada de energía. Carbohidratos complejos como el almidón, que se encuentra en la raíz de ciertos vegetales, así como en algunos granos procesados, poseen muchas moléculas de glucosa. Este tipo de alimentos tardan más en descomponerse, pero proveen una fuente estable de combustible. Los carbohidratos aún más complejos, como la fibra, no pueden ser descompuestos a nivel molecular y salen de nuestro organismo a través de nuestros intestinos, cumpliendo funciones vitales a lo largo de su camino. Los almidones hallados en la naturaleza, por ejemplo las raíces de algunos vegetales, también contienen fibra; cuando se comen, retrasan la absorción de glucosa en el torrente sanguíneo.

El gran problema de los carbohidratos es su refinación y procesamiento. La naturaleza ha diseñado carbohidratos que pueden ser absorbidos por el organismo. Alimentos dulces como las frutas contienen niveles muy balanceados de azúcar, y los granos y las verduras tienen un buen equilibrio de almidón y fibra. Cuando en el desayuno consumes un cereal procesado al que se le ha removido el salvado, el germen de trigo, la fibra, las grasas esenciales y las vitaminas, sólo te quedas con una comida elevada en carbohidratos almidonados, lo cual significa una alta dosis de glucosa. Al consumir una bebida hecha de jarabe de maíz alto en fructosa, sobrecargas al hígado de fructosa. Sin embargo, cuando consumes frutas, verduras o granos, obtienes una cantidad balanceada de nutrientes que tu cuerpo es capaz de absorber (esto, claro, si no eres intolerante a la fructosa o al gluten).

Muchas personas intentan reducir e incluso eliminar su consumo de carbohidratos. En sentido estricto, cero carbohidratos significa cero azúcar, cero granos, cero legumbres, cero frutas y cero verduras. Una dieta libre de carbohidratos significaría comer sólo grasa y proteínas, es decir nueces, carne, lácteos y huevos. Una dieta así es sumamente difícil de cumplir y llena de peligros debido a la falta de nutrientes básicos. Lo mejor que puede hacer alguien preocupado por su consumo de carbohidratos es evitar una dieta alta en grasas o en proteínas, y poner atención al índice glucémico (IG) o, mejor aún, la carga glucémica (CG).

Cuando la glucosa llega al torrente sanguíneo, distintas cosas pueden ocurrir. Idealmente, un flujo estable de glucosa está disponible como combustible para nuestras células, de manera que queden ciertos residuos que se almacenen en nuestro hígado y músculos en forma de glucógeno. La glucosa entra a nuestras células gracias a la insulina, un tipo de hormona que es producida por el páncreas. La insulina es la responsable de mantener bajos los niveles de glucosa en la sangre. Si este nivel disminuye mucho debido a la falta de alimentos, el glucógeno almacenado en nuestro hígado y músculos se activa por el glucagón, una hormona que lo traduce en glucosa y la lleva al torrente sanguíneo.

Cuando un flujo estable de glucosa entra al torrente sanguíneo, nuestro organismo necesita muy poca insulina para llevarla a donde haga falta. En cambio, si el flujo de glucosa es muy alto, entonces se necesitará mucha insulina para reducirlo. El exceso de glucosa se transforma en grasa que el cuerpo almacena y que provoca aumento de peso.

Si el cuerpo no puede producir suficiente insulina, o si las células se han vuelto resistentes a ella (debido al contacto prolongado con altos grados de la misma), el nivel de azúcar de la sangre se mantiene elevado. Esto puede ser tóxico para el cuerpo de muchas formas: promueve las infecciones, provoca inflamación y puede dañar las arterias, el cerebro, los riñones y los ojos. Estas complicaciones son típicas de la última etapa de una diabetes mal tratada.

Si el organismo no recibe suficientes carbohidratos para conseguir glucosa y el glucógeno almacenado es nulo, entonces toma la grasa como su fuente de combustible. Las cetonas son un derivado de la producción de nuevas moléculas de glucosa. Los riñones usan minerales como el calcio o el potasio para eliminar cetonas a través de la orina. Si este proceso se prolonga, el organismo puede sufrir falta de minerales, lo cual afecta la densidad de los huesos, así como a la salud cardiaca y la función muscular.

Por ende, si el nivel de azúcar en la sangre es elevado, el exceso de glucosa se almacena como grasa. Si es muy bajo, se puede sufrir fatiga severa y el organismo sentirá necesidad de azúcar contenida en alimentos chatarra con alto contenido glucémico o estimulantes como las bebidas con cafeína.

Las calorías que consumimos provienen sobre todo de las grasas y los carbohidratos. Es muy difícil que nuestro consumo de calorías se base más de 20% en proteínas, ya que los alimentos que las contienen también suelen tener carbohidratos (los granos y las legumbres) y grasas (las carnes, los quesos y las nueces). Para el cuerpo, es más eficiente adquirir calorías a través de los carbohidratos, especialmente si son de bajo contenido glucémico. Estos carbohidratos son más nutritivos y suelen estar en alimentos poco o no procesados. También son una fuente ideal de energía para hacer ejercicio o deporte. Consumir carbohidratos complejos derivados de alimentos no procesados, en lugar de simples carbohidratos azucarados o almidonados, produce altos niveles de energía, buen humor, excelente digestión (pues la dieta es alta en fibra), buen tono muscular y una rápida recuperación después de hacer ejercicio.

En esencia, el cuerpo humano está diseñado para digerir alimentos integrales, más que alimentos fraccionados (descompuestos en sus componentes): alimentos que contienen intactas sus grasas, proteínas y carbohidratos, unidos por medio de vitaminas, minerales y antioxidantes. Los licuados verdes son una excelente forma de recibir estos nutrientes, además de una dosis "sana" de carbohidratos.

Índice glucémico

El índice glucémico mide la cantidad de carbohidratos que tiene un alimento en una escala del 0 al 100, según el nivel de elevación de azúcar en la sangre después de consumirlo. Los alimentos con un alto IG (arriba de 70) son digeridos y absorbidos rápidamente, lo que ocasiona que el azúcar en la sangre fluctúe de manera evidente. Los alimentos con IG bajo (menos de 55) se digieren y absorben de forma más lenta, lo cual produce que el incremento de azúcar en la sangre sea gradual. Este índice fue desarrollado en 1981 por David Jenkins, profesor de nutrición en la Universidad de Toronto; desde entonces, ha sido parte integral de los tratamientos de diabetes y control de peso. Sin embargo, existe una forma más precisa de medir el efecto de los carbohidratos en la sangre, llamada carga glucémica, desarrollada en 1997 por Walter Willet, epidemiólogo y nutriólogo de la Escuela de Salud Pública de Harvard. Esta medida toma en cuenta el índice glucémico de la comida así como la cantidad que de ésta se ingiere. El índice glucémico se mantiene invariable ya sea que uno coma 10 gramos o un kilo de un alimento. Así pues, el concepto de un bajo IG es relativo, pues comer un alimento con bajo IG aun puede implicar comer demasiadas calorías. Por ende, alimentos como la sandía pueden tener un IG alto y una CG (carga glucémica) baja. Si la sandía tiene un IG de 76 y contiene 5 gramos de carbohidratos por cada 100 gramos, una porción de 100 gramos tiene una CG de 3.8 ($5 \times 76/100 = 3.8$), lo cual es un nivel bajo. En cambio, si la cantidad de sandía sube a un kilo, la ecuación dará una CG de 38, la cual es bastante alta.

Los niveles de CG y las cantidades diarias recomendadas (CDR) aún no están estandarizadas y varían de un lugar a otro. Patrick Holford, del Institute of Optimum Nutrition (Instituto de la Nutrición Óptima), sugiere que una CG baja debe ser de 10 o menor, una media de 11 a 14, y una alta de 15 o más. Otras fuentes, tales como mendosa.com y nutritiondata.com, dicen que una CG baja va de 0 a 10, una media de 11 a 19, y una alta de 20 o más. La CDR de la dieta de Holford es de 40 a 45, nutritiondata.com sugiere 100, y la dieta glucémica de Rob Thompson recomienda que sea una CG por debajo de 50. Todas estas fuentes basan sus cálculos en la amplia base de datos de IG y CG compilada por la profesora Jennie Brand-Miller y sus colegas de la Universidad de Sidney, en Australia.

La presencia de proteínas y fibra afecta los niveles de IG y CG, pues retrasa la absorción de los azúcares de los intestinos al torrente sanguíneo. Por ende, mientras más procesada y desintegrada esté la comida antes de ser consumida, más seguro es que tenga un nivel alto de CG. A su vez, cocinar los carbohidratos causa una liberación más rápida de azúcares, sobre todo si se cocinan a altas temperaturas o por un largo intervalo de tiempo. Comer alimentos crudos y no procesados es una manera muy sencilla de conseguir bajos niveles de CG.

¿Y por qué los licuados verdes son buenos para mantener el nivel de azúcar en la sangre?

Los licuados verdes son una gran fuente de carbohidratos y una excelente manera de mantener estables los niveles de azúcar en la sangre porque:

- Contienen fibra.
- Están crudos (sin procesar).
- Contienen proteínas vegetales.
- Se pueden hacer con un bajo nivel de carga glucémica (excepto si se usa más de un plátano por persona o si se endulzan con dátiles o miel).

¿Los licuados verdes pueden tener grasa?

La grasa forma parte de la membrana de todas las células de nuestro cuerpo. Gracias a ella, los órganos internos y las fibras nerviosas están protegidas. También es necesaria para la producción de hormonas. Nuestro cerebro es 60% grasa. Ésta es necesaria para la absorción de minerales y de las vitaminas A, E y K. Es, además, una fuente de energía cuando nuestras reservas de azúcar están bajas. La grasa nos llena porque es rica en calorías, además de que contribuye a que la comida sepa mejor.

Usar grasa en un licuado verde, y en la dieta en general, requiere que uno conozca cuáles son las grasas que se pueden aprovechar y cuáles no. Hay muchas corrientes y opiniones acerca de la grasa nutritiva y la que no lo es, lo cual hace que este tema sea bastante confuso. Grasas, mantequillas y aceites contienen ácidos grasos en su estructura; simplemente tienen nombres diferentes según sean duras, suaves o líquidas a temperatura ambiente.

¿Cuáles son los tipos de grasas?

Una molécula grasa, o ácido graso, es un grupo conectado de átomos de carbono, oxígeno e hidrógeno. Así, la grasa se puede clasificar de acuerdo con la longitud de sus moléculas y su nivel de "saturación". Una cadena mediana de grasa puede tener de seis a 12 átomos de carbono en su centro; una cadena larga tiene más de 12. Las articulaciones o enlaces entre el carbono y el hidrógeno pueden ser simples o dobles. Cuando son simples, la grasa se considera saturada; cuando son dobles, insaturada.

Las grasas saturadas de cadena mediana que son buenas para los licuados verdes son aquellas que provienen del coco o de la pulpa de la palmera. Las grasas animales como la mantequilla, la crema, la manteca y el sebo son grasas saturadas de cadenas moleculares largas. A su vez, las grasas monoinsaturadas tienen cadenas moleculares largas y un enlace doble; son las conocidas como grasas omega 9, tales como el aceite de oliva y de canola. Por su parte, los aceites de omega 3 y omega 6 tienen largas cadenas moleculares y son grasas poliinsaturadas, lo que quiere decir que tienen más de un enlace doble.

El omega 3 o ácido alfalinolénico (AAL) y el omega 6 o ácido linolénico (AL) se consideran "ácidos grasos esenciales" debido a que el cuerpo no puede sintetizarlos y deben provenir del exterior. Son muy importantes para el cerebro, la piel, las articulaciones y el sistema cardiovascular. Una buena fuente para conseguir este tipo de grasas que vayan bien con los licuados verdes son los aceites de las semillas de linaza, chía, cáñamo, calabaza, girasol y nuez, así como algunas verduras de hoja verde. Además, la proporción de consumo de omega 3 y omega 6 es muy importante. La gran mayoría de las personas consume mucho omega 6. La proporción ideal de consumo entre omega 6 y omega 3 es de tres a uno. Una proporción más elevada provoca inflamaciones y que la sangre se espese.

Las grasas saturadas pueden ser duras o suaves, y su estructura es bastante estable. Mientras menos saturada sea una grasa, mayor inestabilidad tendrá su estructura. Los aceites poliinsaturados son líquidos y se echan a perder más rápido que los saturados, por ejemplo, el coco. Por esta razón, la industria alimenticia desarrolló el proceso de hidrogenación, con el cual se pueden crear grasas parcialmente saturadas como la margarina que, sin ser líquida, puede tener una larga vida útil. Sin embargo, este proceso abre la posibilidad de producir grasas trans, es decir con su estructura molecular modificada. De manera similar, las grasas pueden ser interesterificadas para reducir su rancidez y alterar su punto de fusión. Un triglicérido es el resultado de tres ácidos grasos que se unen. Con la interesterificación, cualquier ácido graso puede ser unido con otro.

Las grasas trans y las interesterificadas (IF, por sus siglas en inglés) no existen en la naturaleza y son tipos de grasas no útiles para el cuerpo. De acuerdo con un reporte que realizó la nutrióloga Cyndi O'Meara sobre el proceso de producción de la margarina, las grasas trans y las IF se vinculan con el aumento de casos de cáncer, diabetes y obesidad, así como con la posibilidad de paros cardiacos. Las IF y las grasas trans afectan negativamente los niveles de colesterol, destruyen otros ácidos grasos esenciales y circulan por la sangre como cuerpos sólidos. Así pues, estas grasas artificiales crean caos dentro de nuestro organismo.

Las grasas no saturadas con cadenas moleculares largas, como las de los aceites de semillas o granos, y las grasas saturadas con cadenas moleculares largas, que provienen de los animales, son digeridas por el aparato digestivo gracias a las enzimas que produce el páncreas y a la bilis de la vesícula biliar. Son desintegradas para que sus nutrientes puedan ser absorbidos y, si no se utilizan inmediatamente, éstos se reconforman como triglicéridos, como una estrategia para que la grasa pueda ser almacenada en la sangre y en los tejidos del cuerpo. Las grasas saturadas con cadenas moleculares medianas, como el coco, son directamente absorbidas y utilizadas como una eficaz fuente de energía. Las fuentes dietéticas de colesterol sólo provienen de las grasas saturadas animales, por lo que la tendencia a agrupar al coco en la misma categoría que éstas es errónea. El coco es un tipo de grasa extremadamente saludable que es libre de colesterol y, gracias a que su cadena molecular es muy corta, su tiempo de metabolización en el organismo es muy corto y por tanto no engorda.

La verdad sobre las grasas

Grasas que deben ser evitadas (las dañinas):

● Grasas hidrogenadas, trans, interesterificadas (IF) (presentes en la margarina y otros sustitutos de mantequilla y manteca, descritas como "grasas vegetales" en las listas de ingredientes, y utilizadas con demasiada frecuencia en la industria repostera).

● Aceites vegetales muy procesados como el aceite de canola, girasol, cártamo, maíz, semilla de algodón y soya (que muy frecuentemente se procesan con químicos y están modificados genéticamente).

Grasas que deben ser consumidas (las saludables):

- Grasas saturadas que provengan del coco.
- Aceites ricos en omega 3 y omega 6 como los de semilla de chía, cáñamo, linaza, calabaza y nuez; microalgas y verdolagas.
- Aceites de pescado o camarón (si no se lleva una dieta vegetariana o vegana).

Grasas que deben ser consumidas con moderación:

- Aceites no saturados como el aceite de oliva, de aguacate, de nueces, granos o semillas que no sean las que se mencionaron anteriormente.
- Grasas saturadas de origen animal, mantequilla, crema y huevos.
- Aceite prensado en frío, aceite de girasol orgánico certificado.

¿Cómo afectan las grasas a la digestión?

Si decides seguir las reglas de la combinación de alimentos, que en teoría facilita la digestión, entonces no debes comer grasa con azúcar, lo cual quiere decir que añadirle grasa a un licuado verde va "en contra de las reglas". Las recomendaciones clásicas de la combinación de alimentos son no mezclar comidas ácidas o proteínas con carbohidratos almidonados, y no combinar fruta con ningún otro alimento (salvo verduras). La teoría de esta recomendación es que, al combinar este tipo de alimentos, éstos se fermentan en tu estómago y te producen gases o indigestión. Existen muchas más reglas que, si se llevan al pie de la letra, conducen a una dieta muy estricta que consiste casi por completo de platillos hechos con un solo alimento; por ejemplo, comer sólo sandía en el desayuno. Personalmente, creo que sí se pueden combinar distintos tipos de comida y grasas para hacer licuados. Para explicar por qué, veamos qué pasa en nuestro cuerpo cuando comemos.

Empecemos por el principio: los elementos principales de los alimentos son las grasas, las proteínas y los carbohidratos, los cuales son descompuestos por nuestro organismo cuando los consumimos. Al masticar la comida, los dientes la deshacen en pedazos más pequeños. Entonces, la amilasa que hay en nuestra saliva comienza a procesar los carbohidratos, mientras que la lipasa lo hace con las grasas.

Un estómago saludable se caracteriza por ser un lugar bastante ácido, ideal para la digestión de proteínas. El estómago secreta pepsinógeno, que con el ácido gástrico se activa para formar la pepsina, la enzima necesaria para la digestión de proteínas. El estómago comienza a remover dentro de sí la comida para seguir descomponiéndola.

A continuación, la comida llega al intestino delgado, donde aparece la bilis (producida por el hígado con el colesterol del cuerpo y almacenada en la vesícula), la cual ayuda a seguir digiriendo las grasas. Su efecto es parecido al del jabón con los platos llenos de grasa. En ese momento se liberan iones de bicarbonato para neutralizar los jugos gástricos y hacer al estómago más alcalino. También el páncreas libera dentro del intestino delgado enzimas como la lipasa para deshacer la grasa, así como tripsina para las proteínas y amilasa para los carbohidratos. Más adelante, tanto el intestino delgado como el grueso contienen más enzimas y bacterias benéficas que ayudan a seguir descomponiendo los alimentos para extraer de ellos los elementos que nuestro organismo necesita para seguir operando de forma apropiada.

El contacto con la comida —así como olerla o pensar en ella— estimula la secreción de enzimas digestivas. La boca saliva, el estómago gruñe y el páncreas se excita. Este último es el responsable de secretar las enzimas necesarias para la digestión de las grasas, las proteínas y los carbohidratos. Al pensar en cualquier comida, estimulamos la creación de enzimas, no sólo de un tipo sino de todos los tipos. Por ende, la manera en que pensamos en la comida afecta la forma en que nuestro organismo la procesa. Algunas ideas interesantes al respecto son:

- El cuerpo se prepara a sí mismo para digerir los tres componentes de los alimentos al mismo tiempo; por ende, parece que nuestro sistema digestivo está diseñado para trabajar con combinaciones de alimentos. Por ejemplo, si no masticas lo suficiente, tu cuerpo no comienza a liberar las enzimas necesarias para la liberación de grasas y carbohidratos.
- Si tienes pocos jugos gástricos, la estimulación de pepsina es pobre y por lo tanto te costará trabajo digerir las proteínas.
- Si todo el tiempo piensas en comida, si comes en exceso o si sólo ingieres alimentos cocidos y procesados, la habilidad de tu páncreas para crear enzimas se puede ver comprometida. Esto afectará a tu digestión.
- Si tu dieta es alta en grasas, particularmente si son saturadas y animales, tu hígado batallará para producir suficiente bilis y almacenarla en la vesícula para ayudar a digerir las grasas. Las grasas hidrogenadas e interesterificadas pueden afectar negativamente la producción de bilis. En cambio, las grasas saturadas de cadenas moleculares cortas como el coco no requieren que tu organismo use bilis para ser digeridas.
- Si tu estómago tiene un bajo nivel de bacterias benéficas, entonces las bacterias dañinas comenzarán a proliferar e intervenir en la absorción de nutrientes, produciendo gases e inflamación.

Si cuando comes no piensas en lo que haces (por ejemplo, cuando comes frente a la televisión), si no masticas suficientes veces o si no produces saliva, si tienes hipoclorhidria (pocos jugos gástricos), si comes mucha grasa, no consumes probióticos o alimentos fermentados y casi no comes alimentos crudos, entonces tu sistema digestivo se sentirá muy, pero muy estresado.

A pesar de que sigo firme en mi creencia de que combinar alimentos es benéfico, comprendo las razones de los que recomiendan lo contrario. Por ejemplo, si a tu aparato digestivo le cuesta trabajo producir enzimas, entonces es entendible que no combinar alimentos sea benéfico para ti. Sin embargo, hay que considerar que los alimentos integrales no son sólo proteínas o carbohidratos, y pueden contener combinaciones por sí mismos. Las frutas son casi puro carbohidrato, pero también contienen cierto grado de proteínas y grasas. Las hojas verdes tienen carbohidratos y proteínas, y algunas tienen ácidos grasos esenciales que nuestro cuerpo necesita, como el omega 3 de la menta y la verdolaga. Los frijoles y las nueces son combinaciones de proteínas y grasas.

Por ende, si decides combinar alimentos, aquí te presento un plan que te puede ayudar si respetas el diseño de tu aparato digestivo:

- Antes y durante la comida, haz conciencia de lo que vas a comer. Cuando comas, trata de estar alegre y calmado.
- Mastica bien y, cuando tomes líquidos, saboréalos con la boca.
- Mejora tus niveles de jugo gástrico comiendo más: consume verduras de hoja verde, licuados verdes o una cucharada de vinagre de manzana o jugo de limón con agua antes de comer.
- Proponte que por lo menos 50% de tus alimentos estén crudos y provengan de plantas.
- Utiliza suplementos con probióticos o alimentos fermentados.
- Evita las grasas interesterificadas o hidrogenadas: todas las margarinas e ingredientes procesados para repostería. También trata de no calentar las grasas más allá de su punto de ebullición, ni las recalientes. Si no eres vegetariano, usa las grasas de origen animal con moderación.
- No comas en exceso. Si juntas tus dos puños, éstos te pueden dar una idea del tamaño que tiene tu estómago. Así pues, trata de no ingerir más que esto en cada comida.

Es necesario agregar que las alergias e intolerancias a la comida son un asunto completamente distinto. Antes, cuando yo no sabía que era intolerante al gluten y los lácteos, las reglas para combinar alimentos me funcionaban muy bien; pero ahora que ya no consumo gluten, lácteos ni café, y sólo un mínimo de azúcar (soy intolerante a todos ellos), puedo hacer las combinaciones que se me ocurran y siempre me siento bien. Después de cada comida puedo consumir proteínas, carbohidratos y frutas. Si ingieres alimentos a los que eres alérgico o intolerante, lo mismo da si sabes combinar los ingredientes. Tu cuerpo se va a sentir mal hasta que no elimines el alimento que le hace daño.

Ahora sí, volviendo a la cuestión de las grasas en los licuados verdes... ¡inténtalo! Las grasas ayudan a la absorción de vitaminas como la A, E y K, así como a la absorción de minerales. Estos nutrientes son muy benéficos, así que ponle un poco de grasa a tu licuado verde para ayudar a que tu organismo los absorba. Intenta con la carne o el aceite de coco, las semillas de linaza y chía o nueces crudas y de cáñamo; tahina, aguacate, leche o crema de nueces, o aceite de linaza. No necesitas ponerle mucho, con una cucharada basta.

¿Los licuados verdes ayudan a bajar de peso?

Cómo poder tener nuestro peso ideal y saber mantenerlo no sólo es un asunto de salud, sino también un asunto emocional. Busca en internet "perder peso" o visita una librería y te encontrarás con que las posibilidades son infinitas, aunque no todas satisfactorias. La tristeza, la negación, la frustración o la ira pueden producir incapacidad para perder peso. ¿Por qué unos sí pueden y otros no? ¿Por qué algunos pierden mucho al principio pero después se quedan estancados? ¿Es por la disciplina, el tipo de dieta o el tipo de cuerpo?

Para algunos, comer menos y ejercitarse más funciona. Para otros, no. Algunas personas pueden llegar a lastimarse si se ejercitan demasiado. Casi todas las dietas funcionan bien al principio pero no a largo plazo. Sin tomar en cuenta los problemas de cumplimiento, la principal razón por la que las dietas funcionan en un principio es porque restringen la cantidad de calorías que consumimos. Así pues, no importa si sigues una dieta basada en vegetales, una dieta alta en proteína, una dieta de alimentos rojos o puros pasteles; el hecho es que, si le das a tu cuerpo menos calorías de las que necesita, comenzará a utilizar sus reservas de glucógeno y a consumir sus reservas de grasa para obtener combustible.

El problema con la restricción del consumo de calorías es que el cuerpo tiene la capacidad de adaptarse y reducir su metabolismo en el momento en que se siente comprometido. Por eso es que seguir adelante con la restricción de calorías no dará mayores resultados y siempre terminarás llegando al mismo punto límite. En este sentido, para combatir este fenómeno algunas dietas combinan periodos de consumo bajo de calorías con periodos de consumo alto de calorías.

Para entender por qué los licuados verdes te pueden ayudar a bajar de peso, revisemos antes los diferentes tipos de dietas que existen para tratar de entender la razón por la cual muchas terminan fallando.

Las dietas altas en proteínas y bajas en carbohidratos

Esta dieta puede permitir el consumo de muchas grasas, sobre todo de grasas animales. Con este régimen, no tienes que restringir tu consumo de grasa, pues los alimentos altos en proteínas, como la carne, los lácteos (en especial el queso), las nueces y los huevos, suelen tener mucha grasa. En su libro *The China Study*, el doctor T. Colin Campbell afirma que una dieta rica en proteínas animales se asocia con enfermedades típicas de los países occidentales, tales como el cáncer de seno y de próstata, los paros cardiacos, la diabetes, los cálculos renales y la osteoporosis. Tomar a la grasa como la principal fuente de energía de tu organismo provoca que la glucosa que tu cuerpo produce provenga de la grasa. En ese momento, comienzas a producir cetonas, que son bastante dañinas. A largo plazo, este tipo de dietas no son recomendables para la salud.

Las dietas altas en carbohidratos y bajas en proteínas

Un grupo de la comunidad de personas que comen alimentos crudos promueve este régimen alimenticio, comúnmente conocido como la dieta 80/10/10, ya que se supone que 80% de las calorías provienen de los carbohidratos, 10% de la grasa y 10% restante de las proteínas. Incluye muy poca grasa: un puñado de nueces, medio aguacate chico o una cucharada de aceite es toda la grasa que se puede consumir al día. Los entusiastas de este tipo de dieta de alimentos crudos afirman que es la mejor para curar enfermedades o para hacer ejercicio de alto rendimiento, pues el organismo obtiene su energía directamente del azúcar de las frutas, el cual se metaboliza muy rápido. Sin embargo, para conseguir suficientes calorías se tienen que comer muchas frutas durante el día. Una versión de esta dieta es la llamada "dieta del plátano", que sugiere que una persona tiene que comerse 30 plátanos… ¡al día! Aunque esta fruta tenga muchos seguidores, su dieta es muy criticada.

Uno de los peligros de esta dieta es que, si no se consume suficiente fruta, uno puede perder demasiado peso y aletargarse. Otro riesgo es la falta de ácidos grasos. Es un hecho que el cuerpo necesita grasas saturadas esenciales como el omega 3 y el omega 6. Las grasas conforman las paredes celulares y producen las hormonas, como la insulina, la testosterona, el estrógeno y la progesterona. Si tu dieta no tiene suficientes aceites, puedes empezar a sentir problemas no sólo con las hormonas sino también con la piel, las articulaciones, el cerebro o los ojos. La falta de ácidos grasos puede producir ceguera, desórdenes mentales y defectos de nacimiento. Aun cuando el cuerpo no requiere muchas proteínas, debe tener las suficientes para evitar deficiencias de aminoácidos. Sin embargo, es necesario decir que ni la deficiencia de aminoácidos ni la de ácidos grasos son exclusivas de esta dieta. Lo mismo puede ocurrir con dietas que tienen poca variedad de alimentos o un bajo consumo de grasas, que excluye los ácidos grasos esenciales.

Las dietas con bajo índice glucémico (IG)

Como ya se dijo en el capítulo "Locos por los carbohidratos" (página 57), el índice glucémico (IG) mide qué tanto elevan el nivel de azúcar en la sangre distintos alimentos que contienen carbohidratos. Para muchas personas, las dietas con bajo IG son buenas para perder peso y controlar el azúcar en la sangre. Es más, algunos consideran que comer alimentos con bajo IG es una estrategia fácil para adoptar una dieta saludable a largo plazo, en comparación con otras dietas con proporciones extremas de nutrientes, como las dietas altas en carbohidratos o en proteínas. Un inconveniente de esta dieta es que no necesariamente toma en cuenta el tamaño de las porciones. Tampoco hace caso de si los alimentos con bajo índice son en realidad saludables. Así como un vegano podría alimentarse con puros sándwiches de mermelada, alguien que sigue la dieta baja en IG podría alimentarse sólo de albóndigas, pues, en teoría, éstas tienen un índice bajo. Por supuesto, se trata de ejemplos exagerados, pero la dieta baja en IG puede promover el consumo de alimentos altos en grasa y proteínas, y presentar los mismos riesgos que la dieta alta en proteínas y baja en carbohidratos.

Las dietas que se dividen en tres o cuatro fases

La dieta de Atkins cuenta con cuatro fases. La dieta de South Beach y la de Fat Flush (dieta libre de grasas, en español) tienen tres. Todas estas dietas están diseñadas para comenzar con una etapa inicial en la que se restringe el consumo de calorías y carbohidratos; a esta etapa le siguen otras más laxas. Por ejemplo, la dieta del plan de Curves tiene tres fases: primero se reducen las calorías para perder peso y luego las calorías se aumentan para que el metabolismo comience a volverse lento. Puede ser necesario regresar a las fases anteriores para controlar el aumento de peso. Ninguna de estas dietas es amigable con los vegetarianos, los veganos o las personas intolerantes a algún tipo de alimento. Además, el paso de una etapa a la siguiente puede ser muy difícil de incorporar a la vida laboral, social y familiar.

La dieta de alimentos crudos

La dieta de los alimentos crudos siguiere que no se coman alimentos cocinados y que se consuman muchos ingredientes de origen vegetal: frutas, verduras y otros vegetales crudos, así como nueces y semillas no procesadas. En términos específicos, "crudo" significa que el alimento no ha pasado por una temperatura mayor a los 48 °C. Esta dieta puede seguirse al cien por ciento o como dieta alta en crudos (ve la página 49). Hay muchas personas que son bien conocidas por llevar esta dieta, como Shazzie, Jingee Talifero, Alissa Cohen y Angela Stokes. Todas ellas tienen historias formidables sobre pérdida de peso y recuperación de la salud.

Lo que distingue a esta dieta no sólo son las historias de pérdida de peso, sino los testimonios acerca de la cura de enfermedades. Por ejemplo, ha logrado revertir casos de diabetes, asma o artritis. Es poco común que escuchemos este tipo de historias, pues generalmente la información que hay sobre las dietas se enfoca más en la pérdida de peso que en la salud. Desafortunadamente, y al igual que en las demás dietas, dentro de la dieta de los alimentos crudos hay diferencias de opiniones. Por ejemplo, la diferencia de opinión entre muchos o pocos carbohidratos, muchas o pocas grasas; jugos, aguas o licuados verdes; superalimentos o alimentos simples; consumir o no consumir cacao crudo. Como puedes ver, la respuesta no se limita a "sólo come alimentos crudos".

Sin embargo, ¿por qué la gente suele bajar de peso cuando sigue esta dieta? Una de las teorías es que se trata de un régimen bajo en calorías. Hay personas a las que no les preocupa disminuir su consumo de grasas y aun así pierden peso muy fácilmente. En general, la comida cruda es muy nutritiva, y es más fácil no comer en exceso cuando uno se alimenta bien. Es fácil comer galletas o papas en exceso, pero ¿has escuchado de alguien que se empache por comer ensalada? Uno de los síntomas de comer calorías vacías de alimentos procesados es que uno no puede dejar de comer, pues el cuerpo está buscando conseguir los nutrientes que esos alimentos no le aportan. Si tiendes a comer en exceso, la dieta de los alimentos crudos te puede ayudar con el tamaño de las porciones que consumes.

La gente que sigue este tipo de dieta suele decir que se siente como en un proceso de desintoxicación, o como si de un momento a otro su salud se pusiera en juego. Esto puede deberse a que esta dieta libera las toxinas almacenadas en el cuerpo. Éste guarda toxinas en las caderas, el abdomen y el hígado. Conforme el cuerpo pasa por un proceso de desintoxicación gracias al consumo de alimentos ricos en nutrientes y enzimas, las toxinas se eliminan y la grasa almacenada se consume. Y ya que la gente que consume alimentos crudos tiende a ingerir pocos tóxicos, su cuerpo deja de necesitar grasa para almacenarlos. Ésta puede ser otra razón por la cual esta dieta es efectiva a la hora de bajar de peso.

Ahora bien, si vemos el asunto de perder de peso desde el punto de vista científico, ¿qué es lo que realmente sabemos?

Existen pocas dudas de que el control del azúcar en la sangre es esencial, y este concepto es clave para la mayoría de las dietas. Mientras más glucosa haya en la sangre, más probable es que se almacene como grasa en el cuerpo, pues éste tiene mucha más de la que realmente necesita.

El cuerpo necesita suficientes calorías para poder operar de manera correcta:

• Consumir muchos carbohidratos en forma de fructosa puede conducir a la producción de triglicéridos y al hígado graso.
• Si la sangre tiene mucha glucosa, se produce demasiada insulina, lo cual provoca el almacenamiento de grasa y la incapacidad para seguir produciendo insulina, lo cual se traduce en un nivel de glucosa en la sangre que puede ser tóxico.
• Las dietas altas en grasa y bajas en carbohidratos pueden conducir a la sobreproducción de cetonas, las cuales, al ser eliminadas del cuerpo, se llevan consigo minerales importantísimos para la salud.

A su vez, la tendencia a comer en exceso se puede revertir si...

• Comemos alimentos nutritivos.
• Comemos alimentos con suficiente fibra.
• Sabemos combinar proteínas y carbohidratos.

Los factores que ayudan a equilibrar los niveles de azúcar en la sangre son:

• Alimentos con mucha fibra, sobre todo los que tienen fibra soluble.
• Combinar proteínas y carbohidratos.
• Consumir carbohidratos con una carga glucémica baja.
• Consumir minerales como cromo, magnesio y zinc.
• Usar especias como canela molida y hierbas como el cilantro.
• Comer vitamina C.
• Evitar estimulantes como la cafeína y bajar el estrés.

Por último, no cabe duda que añadir a nuestra dieta (ya sea de alimentos crudos o no) el consumo de licuados verdes frecuentemente conduce a perder peso. Es fácil entender por qué: los licuados verdes cumplen con todos los requisitos del control de azúcar en la sangre y satisfacen nuestro apetito. Los licuados verdes:

- Tienen fibra.
- Son generalmente bajos en IG.
- Contienen proteínas y carbohidratos.
- Son altamente nutritivos.
- Proporcionan combustible de buena calidad a nuestras células, sin efectos secundarios.
- Son alcalinos y, por lo tanto, tienen la capacidad de relajar nuestro cuerpo.
- Generalmente son ricos en vitamina C.
- Están hechos con comida natural y orgánica, es decir que contienen minerales que difícilmente se encuentran en los productos agrícolas convencionales.

Hola, dulzura

Decirle a alguien que tiene buen diente para los dulces es algo extraño, sobre todo si se considera que, de toda la boca, los dientes son los únicos que no tienen papilas gustativas. Decirle que tiene buena lengua o paladar tampoco parece muy tentador, ¿o sí? El término "buen diente" se refiere a alguien que tiene buen gusto para comer. Lo dulce es uno de los cinco sabores más predominantes, junto con lo amargo, lo salado, lo ácido y lo umami. El placer que sentimos cuando comemos o bebemos está ligado a la combinación de sabores que recibimos, y "placer" es, sin duda, un término que casi todo mundo asocia con lo dulce.

Para que un licuado verde sepa muy bien, tienes que saber balancear su amargura y acidez con un sabor más dulce. Si tu licuado lo haces, por ejemplo, con puro limón y perejil, o con verduras y agua, te costará trabajo beberlo. Los licuados verdes necesitan un poco de dulzura para que sepan bien y puedas beberlos regularmente y en cantidades lo bastante grandes (por lo menos de 500 mililitros a un litro diariamente). Idealmente, la fruta le dará a tu licuado un sabor dulce, pero algunas veces esto no es suficiente. Si usas bayas, manzanas agrias, naranjas enteras (la parte blanca de la pulpa es muy nutritiva pero muy amarga), peras que no están maduras o frutas no dulces como el pepino, lo más seguro es que el sabor de tu licuado sea el de las verduras que le pusiste, que puede ser amargo según la cantidad. Se puede decir que los licuados verdes son por naturaleza agridulces, es decir, que ofrecen una mezcla de dolor y placer. Así pues, tus licuados verdes serán más bien dolorosos si no les echas la cantidad necesaria de placer… en otras palabras, ¡de dulce!

¿Qué pasa si la fruta no es suficientemente dulce? Hay muchas maneras de resolver este problema. Para poner las cosas en su lugar, comencemos hablando del azúcar tal cual lo conocemos. Cuando la mayoría de las personas piensan en azúcar, usualmente se imaginan azúcar refinada o sacarosa, la cual contiene 50% de glucosa y 50% de fructosa. Sin embargo, "azúcar" significa cualquier carbohidrato que tenga un sabor dulce, que pueda ser procesado en forma de cristales o jarabe a partir de una variedad de plantas (caña de azúcar, betabel o almidón de maíz), y está presente de manera natural en muchos alimentos como las frutas, las verduras o los lácteos.

Nuestro cuerpo puede mantener sus reservas de energía si se consume un promedio de glucosa igual o menor que de fructosa. La glucosa eleva los niveles de azúcar en la sangre muy rápido y nos brinda energía de forma inmediata. La fructosa, en cambio, libera energía de forma menos acelerada, pues tiene que ser asimilada por el hígado. Los azúcares que tienen un alto grado de fructosa deben evitarse; por ejemplo, la miel, los zumos, las frutas deshidratadas y el aguamiel (un jarabe rico en fructosa que se extrae del agave; es una alternativa al azúcar muy popular entre los veganos y los que siguen la dieta de los alimentos crudos). Aunque son de origen natural y comúnmente se les ve como muy saludables, pueden ser problemáticos, ya que obligan al cuerpo a metabolizar mucha fructosa, lo cual se traduce en grasa que se deposita en el hígado, la sangre y los tejidos. Sin embargo, el hecho de que el aguamiel es alto en fructosa significa que no necesita insulina para metabolizarse y, por ende, es bueno para los diabéticos. De cualquier forma, la fructosa está relacionada con la resistencia a la insulina y, en altas dosis, puede incrementar los niveles de grasa en la sangre, lo cual es particularmente nocivo para los diabéticos.

Más allá de la necesidad de tener combustible, consumir azúcar en exceso producirá un aumento de grasa. Asimismo, es bien reconocido que un régimen alimenticio con demasiada azúcar puede ocasionar problemas de salud como obesidad y pérdida de los dientes. El azúcar, además, es adictiva. Mientras más comes, más necesitas. ¿Te has dado cuenta de lo fácil que es ponerle una cucharada más de azúcar a tu té o café para después tener que luchar por volver al número de cucharadas que le echabas antes? Hay evidencia científica de que el azúcar produce en el cerebro efectos y patrones de síndrome de abstinencia similares a los de los analgésicos, sobre todo los opiáceos como la morfina.

La preocupación nutricional principal en torno al consumo de ciertos tipos de azúcar (los terrones de azúcar, los jarabes altos en fructosa, los jugos concentrados) es la falta de nutrientes y la gran cantidad de calorías que tienen. A este tipo de endulzantes se les llama "calorías vacías". Generalmente están muy procesados y forman muchos ácidos, además de disminuir los minerales, en especial el calcio de nuestros huesos. A pesar de que limitar los endulzantes es positivo, no se trata de que lo dulce desaparezca de nuestra vida. Los alimentos dulces son una fuente de energía muy eficiente y son deliciosos al paladar. Idealmente, los alimentos de este tipo que consumamos también deberán tener fibra, como la tienen las frutas y verduras.

Para los licuados verdes, te recomiendo usar los siguientes endulzantes naturales, sólo en el caso de que la dulzura de la fruta que utilices no sea suficiente. Los escogí porque tienen pocas o ninguna caloría, por su balance de glucosa y fructosa, o por los nutrientes que poseen. En todos los casos, deben usarse en cantidades pequeñas, sólo lo suficiente para cumplir su función.

Stevia: una planta cuyas hojas son 250 veces más dulces que el azúcar y tienen cero calorías. La stevia se puede conseguir en hoja, polvo o tabletas. Aunque es la mejor opción para evitar las calorías, no sabe tan bien como el azúcar o algunos jarabes.

Xilitol: es un alcohol de azúcar derivado de la fibra de varias plantas como el maíz o el abedul. El xilitol se transforma en glucosa de manera bastante retardada y permite que los niveles de azúcar en la sangre no se eleven repentinamente, por lo que es una buena opción para los diabéticos. Sabe como el azúcar pero tiene menos calorías. Además, posee propiedades antibacteriales y ayuda a transportar el calcio por el cuerpo, así que es muy bueno para evitar la caída de los dientes y preservar su esmalte. Sin embargo, consumir grandes dosis de xilitol puede ocasionar problemas gástricos como exceso de gases, hinchazón y diarrea.

Miel fresca: la mejor opción de miel es aquella que no haya sido calentada ni filtrada, pues de esta forma sigue manteniendo muchos nutrientes: enzimas, vitaminas, minerales, polen, propóleo (material resinoso que las abejas extraen de las yemas de los árboles y usan para sellar sus panales) y muchos otros. Si no puedes encontrar este tipo de miel, busca la que sea orgánica, es decir, que no haya pasado por ningún tipo de procesamiento ni haya sido expuesta a una temperatura mayor a los 48°C.

Miel de maple: aunque la savia del maple se procesa con calor, tiene una buena proporción de glucosa y fructosa, y contiene muchas vitaminas y minerales, sobre todo potasio y calcio. ¡Además de que sabe sensacional!

Frutas deshidratadas como pasas o dátiles: este tipo de frutas deshidratadas se pueden remojar durante la noche para que se esponjen y sea más fácil licuarlas.

Aguamiel o néctar de agave: ya que el néctar de agave es alto en fructosa, asegúrate de conseguir una buena marca que mantenga el sabor dulce del jarabe sin la intervención de químicos. Además, trata de que sea crudo, es decir, procesado a bajas temperaturas, para preservar sus enzimas. Yo sólo uso maguey silvestre (de la variedad *salmiana*) procedente de Loving Earth, una compañía australiana que es amigable con el medio ambiente. Su calidad de agave orgánico está certificada, así como su tratamiento a bajas temperaturas. Este tipo de agave contiene de 70% a 75% de fructosa, a diferencia del agave azul, que puede llegar a tener hasta 90 por ciento. En Estados Unidos, un buen equivalente es Xagave.

Piloncillo: se trata de un tipo de azúcar que se extrae de la evaporación de caña de azúcar. Aunque el piloncillo se calienta, se hace a una temperatura muy baja, por lo cual retiene sus vitaminas y minerales, como el hierro. El piloncillo es casi un azúcar cruda, a diferencia de muchos de los productos que se encuentran en los supermercados y que han sido tratados, por lo que poseen muy pocos nutrientes, casi tan pocos como el azúcar refinada.

Azúcar de coco: el azúcar de palma, incluida el azúcar de coco, es la savia hervida de los botones de las flores de estos árboles, y se puede encontrar tanto en bloques como desmenuzada en granos más pequeños. Aunque no sea cruda, este tipo de azúcar es muy rica en minerales.

Preguntas frecuentes

¿Qué endulzante puedo utilizar que sea bajo en calorías?
  Stevia y xilitol.

¿Qué endulzantes tienen bajo índice glucémico?
  Stevia, xilitol y néctar de agave.

¿Qué endulzantes están poco procesados?
  Frutas orgánicas deshidratadas, miel fresca, jarabe de maple y hojas de stevia.

¿Qué endulzantes son los mejores para la nutrición?
  Miel fresca y silvestre, frutas deshidratadas, néctar de agave, jarabe de maple, piloncillo y azúcar de coco.

¿Qué endulzante es el más nutritivo?
  La miel fresca y silvestre.

La importancia de la variedad

Poder tener variedad en los ingredientes puede ser difícil cuando consumes licuados verdes de forma cotidiana. Es muy fácil que te apegues a dos o tres verduras que te gusten y sean sencillas de conseguir. Conozco personas que sólo usan espinaca.

¿Qué pasa cuando comes mucho de lo mismo? Primero, ¡es aburrido! Segundo, limitas la cantidad de nutrientes y, tercero, algunas plantas tienen ciertos componentes químicos que, consumidos en exceso, pueden dañar tu sistema digestivo y hacerte intolerante a ellos. De pronto, y sin ninguna razón aparente, sientes aversión por esos alimentos, o cuando los comes comienzas a sentir hinchazón, náuseas o dolor de cabeza.

Las plantas tienen defensas para asegurar su sobrevivencia frente a los herbívoros. Como las compramos en las tiendas y los supermercados, para nosotros los humanos es difícil darnos cuenta de estos complejos sistemas de defensa que tienen las plantas y que pueden ser tanto mecánicos como químicos. Algunas plantas tienen defensas mecánicas, por ejemplo hojas resbaladizas o muy puntiagudas, con lo cual se defienden de los insectos y los rumiantes. Otras tienen defensas químicas con las cuales se defienden de que los animales las consuman en exceso: oxalato, terpenoides, taninos, alcaloides, saponinas y lectinas, entre otros, son los componentes más hallados entre las plantas verdes. Necesitamos tener variedad para nutrirnos mejor y reducir los efectos adversos de estos metabolitos secundarios que, en dosis pequeñas, son benéficos o inofensivos, pero que consumidos en grandes cantidades pueden ser peligrosos.

En la naturaleza, los animales pastan y buscan una variedad de plantas, lo cual es un arreglo que los beneficia tanto a ellos como a ellas: así, las plantas no se extinguen y los animales consumen una diversidad de nutrientes. En términos de la dieta humana, "pastar" es algo así como consumir seis comidas ligeras al día, lo suficiente como para mantener nuestro metabolismo y el azúcar en la sangre. En términos agrícolas, "pastar" significa que un herbívoro se alimenta con la vegetación del suelo, arrancando los tallos y las hojas tiernas de manera que no dañe mucho a la planta y le permita regenerarse y reproducirse. De forma similar, "buscar" se refiere a la costumbre de los animales herbívoros de comer frutas, hojas y brotes de las plantas que no están al nivel del suelo, generalmente de los matorrales y los árboles (por ejemplo, las cabras buscan y las vacas pastan). Los humanos no somos animales silvestres y somos más bien criaturas de hábitos, así que se nos dificulta comer una buena variedad de alimentos, particularmente de verduras. Al comer puñados o montones de verduras al día, como en el caso de quienes tomamos licuados verdes, es de vital importancia asegurarse de tener una buena variedad, tanto como sea posible en términos de practicidad y disponibilidad (las plantas cambian según las estaciones).

Cuando se habla de consumir muchas variedades de verduras, por lo general esto se recomienda para evitar la acumulación de alcaloides y de oxalato. El oxalato está presente en muchos alimentos, sobre todo en las espinacas y las acelgas. Sin embargo, éste no es un alcaloide. Los alcaloides son sustancias compuestas por nitrógeno que tienen efectos farmacológicos en los humanos y los animales. Los oxalatos, nitratos y fitatos se clasifican como venenos quelantes. La quelación es una reacción química con la que las moléculas se enlazan con minerales, y se puede utilizar de forma terapéutica para el envenenamiento por metales pesados o radiación, haciendo uso de sustancias como la chlorella clorofílica o el ácido etilendiaminotetraacético (AEDT). En estos casos, la quelación remueve los metales pesados que están envenenando al cuerpo. Por otra parte, estos quelantes se pueden enlazar con nutrientes benéficos como el zinc, el hierro, el magnesio y el calcio, removiéndolos del cuerpo a través de la orina. Quizá sea un exceso referirse al oxalato como veneno, pero créeme que en dosis elevadas se puede convertir en una verdadera molestia.

Los nitratos se pueden acumular en las plantas que han sido tratadas con fertilizantes compuestos con nitrógeno. Los fitatos se hallan sobre todo en la cáscara de las semillas, las nueces y las legumbres. Asimismo, el oxalato se puede encontrar en hojas de plantas como el ruibarbo, y es común creer que son extremadamente venenosas; sin embargo, es necesario consumir altas dosis para enfermarnos. Además, el desagradable sabor lo impediría, un ejemplo perfecto de un mecanismo de defensa vegetal.

Curiosamente, el cenizo o huauzontle tiene 30 veces más oxalato que el ruibarbo. Otras plantas que tienen bastante oxalato son el betabel, el germen de trigo, el cacao, el apio, la cáscara de naranja, la berza, las uvas, las hojas de diente de león, los higos, la col rizada, el kiwi, los brotes de lentejas, las nueces, la avena, el perejil, la verdolaga, las semillas (sobre todo el ajonjolí), la acedera, la espinaca, la carambola, las acelgas y las hojas de nabo. Otros alimentos altos en oxalato que difícilmente podrían incluirse en un licuado verde son la cerveza, el garbanzo, las palomitas de maíz, los granos de soya, el té y el trigo.

Alimentos bajos en oxalatos que van bien en un licuado verde pueden ser manzanas, aguacates, bayas, limones, jugo de lima y melón.

La preocupación en torno al oxalato tiene que ver con su capacidad para enlazarse con los minerales, en especial el calcio, lo cual puede resultar en una deficiencia de éste en nuestro organismo, así como cálculos renales. Muchos alimentos altos en oxalato también son altos en calcio, lo cual puede compensar la preocupación por su deficiencia. Los cálculos renales se producen por muchos factores, y el oxalato es sólo uno de tantos elementos que los originan; en cierta medida, el cuerpo genera su propio oxalato de calcio, y la aparición de cálculos se debe más al poco consumo de fibras, verduras, carbohidratos complejos y agua, así como al consumo excesivo de azúcar, carbohidratos refinados y carnes. Esta última es una dieta altamente ácida, que confirma la observación de que los cálculos son más frecuentes en las personas que tienen una orina muy ácida. A final de cuentas, el calcio es un mineral alcalino. He aquí un efecto secundario de los tratamientos para balancear nuestro pH.

El tema del oxalato puede parecer complejo, pero sabemos que está presente en la naturaleza y no sólo en la espinaca o en la acelga.

Los oxalatos son los que producen esa sensación en los dientes cuando se come espinaca y pueden provocar náuseas si se comen muy seguido. A final de cuentas, comer variadamente, con una combinación de alimentos altos y bajos en oxalatos y, sobre todo, con una dieta predominantemente alcalina, hará que tengas menos riesgo de padecer cálculos renales o deficiencia de calcio.

Además de los quelantes, las plantas tienen una amplia variedad de defensas químicas, por ejemplo, los compuestos de nitrógeno (alcaloides, glucósidos cianogénicos, glucosinolatos), terpenoides, componentes fenólicos y ciertas proteínas y minerales.

Los alcaloides se derivan de los aminoácidos (los "ladrillos" de las proteínas) y entre ellos se cuentan sustancias farmacológicas como quinina, cafeína y nicotina. Pueden tener una serie de efectos secundarios tales como la inhibición de la actividad enzimática, la alteración del almacenamiento de grasas y carbohidratos, interferencia en la reconstitución del ADN y daño a las paredes celulares.

Los efectos secundarios de los glucósidos cianogénicos se desatan una vez que las paredes de las células que los contienen se rompen, lo cual produce mal olor y un sabor desagradable que puede dañar el tracto digestivo. Un ejemplo de glucósidos son las saponinas, las cuales son espumosas y saben muy amargas. Algunas saponinas vegetales, como las de la avena y la espinaca, se consideran benéficas, pues asisten en la absorción de sílice y calcio. Las saponinas también están presentes en la alfalfa, la pamplina, la quinoa, los espárragos y las malvas. Pueden ser venenosas para los animales, pero en los humanos pueden contribuir a la reducción de los niveles de colesterol.

Los terpenoides contienen aceites esenciales muy volátiles como el mentol, la citronela, el linalool y el limoneno. El mentol se halla en las distintas variedades de la menta, el estragón, los geranios y la albahaca. El limoneno está presente sobre todo en los aceites del limón y otros cítricos, el hinojo, el cardamomo, la menta y el tomillo. Tanto el mentol como el limoneno son antibacteriales, antisépticos y desinflamatorios cuando se consumen en dosis moderadas. También pueden ser alergénicos, sedantes e irritantes si se consumen en exceso.

Los taninos, un componente fenólico hallado en abundancia en el reino vegetal, te dan una sensación de resequedad cuando los consumes. Son los encargados de proteger a las plantas contra el frío y los ataques de microbios, y son amargos y astringentes, lo cual los defiende del consumo animal. Los taninos también son quelantes de los metales, y contienen hierro no hemo, un tipo de hierro que sólo se halla en las plantas, a diferencia del que se encuentra en la carne animal. Éstos también se ligan con las proteínas, lo cual afecta su absorción si son consumidos en exceso. Se encuentran en las bayas, el cacao, el café, la pacana, la granada, las legumbres rojas, el té y los frutos blandos (especialmente el pérsimo, las nueces, el vino y algunas hierbas y especias).

El triptófano es un aminoácido que, ingerido en pequeñas dosis, puede generar beneficios en el estado de ánimo y el sueño, aunque en dosis elevadas puede producir tumores. Se halla de forma natural en las almendras, los frijoles, la achicoria, la prímula, el frijol mungo, la espinaca, el girasol, el berro, las semillas de calabaza y la verdolaga, los cuales pueden ser un buen ingrediente para un licuado verde, ya sea en hojas, brotes o leches.

El selenio es un mineral que, en bajas dosis, tiene una gran cantidad de efectos benéficos para nuestro organismo. Por ejemplo, es un poderoso antioxidante. Sin embargo, en altas dosis es tóxico tanto para los animales como para los humanos. Un buen ejemplo de una hierba selenífera cuyo sabor amargo y mal olor produce que los animales la consuman en bajas cantidades es el astrágalo, benéfico para el sistema inmunitario. Otras fuentes de selenio son la nuez de Brasil, el tomillo, los tréboles, la hierbabuena, la escutelaria, las almendras, la col, el anacardo, el trigo negro y las semillas de calabaza, los cuales se pueden agregar con facilidad a cualquier licuado verde, ya sea en hoja, semilla o leche.

No siempre se necesita variedad para vencer las defensas de las plantas. Las adaptaciones pueden ser mecánicas, de comportamiento o bioquímicas. Por ejemplo, los insectos se adaptan a las plantas leñosas o ricas en sílice, desarrollando garras y mandíbulas más fuertes. A nivel bioquímico, algunos herbívoros cuentan con enzimas como las oxidasas de función mixta (OFM), que usan para desintoxicarse y reducir los efectos de las defensas químicas de las plantas. En términos de comportamiento, los animales aprenden muy rápido que las hojas tiernas, ciertas partes de las plantas o las estaciones del año determinan las dosis de químicos de las plantas que pueden consumir.

Por su parte, el proceso de adaptación de los humanos consiste en cocinar los alimentos, así como en fermentarlos, lavarlos, sembrarlos y, sí, también licuarlos para hacerlos digeribles, sabrosos o aprovechar todos sus nutrientes. Por ejemplo, la pared de las células de algunas plantas es un tipo de fibra insoluble, que no podemos digerir. Estas paredes pueden ser destruidas al cocinar, licuar o masticar, de forma que sus nutrientes se liberen dentro de nuestro organismo.

Algunos granos, legumbres o tubérculos ricos en almidones, como las papas, necesitan ser cocidos para que los podamos comer. El proceso de cocción cambia su estructura y gelatiniza el almidón, además de neutralizar ciertos inhibidores de las enzimas. Los metabolitos secundarios o antinutrientes, hallados en alimentos ricos en proteínas como las nueces, las semillas y las legumbres, contienen inhibidores de proteasa, taninos, saponinas, lectinas y fitatos. Al cocinarlos, destruimos estas sustancias, lo cual nos ayuda a absorber sus proteínas. Por otro lado, cocinar los alimentos altera las cualidades naturales de las proteínas. Remojar y fermentar son métodos efectivos para reducir los antinutrientes y mejorar la digestión.

Para los licuados verdes, los antinutrientes de las nueces y las semillas deben preocuparte si las usas enteras o en forma de leche. Si las remojas durante cuatro horas o una noche antes de usarlas, puedes afectar su contenido de antinutrientes; por ejemplo, se reducen los fitatos, lo cual propicia que los minerales estén más disponibles y entren de forma más rápida en el torrente sanguíneo, y se desarman los inhibidores de enzimas inhibidoras, lo que ayuda a la digestión. La razón principal de la existencia de antinutrientes en las nueces y semillas es para evitar que germinen cuando se encuentren almacenadas. En lugar de eso, permanecen "dormidas" hasta que son activadas por el agua. Si en el mercado o las tiendas te encuentras con semillas "activadas", esto quiere decir que han sido remojadas y deshidratadas, lo cual las hace más saludables y crujientes.

Para minimizar los efectos de las defensas químicas de las plantas y aumentar la absorción de nutrientes, así como tu entusiasmo por tomar licuados verdes, trata de tener por lo menos seis verduras que puedas alternar con regularidad. Procura tener tres tipos de verduras lavadas y listas en el refrigerador. Cada semana, cambia tu selección. También intenta incluir una mayor variedad de plantas, hierbas y brotes poco conocidos, así como hierbas silvestres conforme adquieras experiencia. Te va a sorprender el tipo de cosas que puedes incluir. Aunque no lo creas, las hojas de rábano, por ejemplo, son increíblemente suaves, y la base del hinojo es simplemente fantástica. Sin lugar a dudas, este tipo de ingredientes no los podrás usar tan seguido como la espinaca o la col rizada, pero no dudes en experimentar con lo que crece en tu jardín y las partes de la planta que usualmente tirarías.

Sé consciente de que todas las plantas comestibles, incluidas las frutas, contienen metabolitos secundarios en distintas cantidades. Por eso es muy importante la variedad tanto en tu dieta regular como en tus licuados verdes. Comer alimentos de temporada es la mejor manera de añadir diversidad a tu dieta para evitar problemas digestivos, así como de asegurarte de obtener una buena cantidad de nutrientes. Asegúrate de revisar la sección de recetas de licuados para la primavera (página 113), verano (página 117), otoño (página 123) e invierno (página 129).

Los superalimentos
en los licuados verdes

Los expertos aún no se ponen de acuerdo en si debemos o no incluir superalimentos en nuestra dieta, lo cual obviamente influye en si los usamos en nuestros licuados. David Wolfe es famoso en el mundo de los alimentos crudos gracias a su fascinación por los superalimentos, pero incluso él no los usa de forma exclusiva.

No existe un acuerdo ni una definición consensuada de lo que significa "superalimento". Sin embargo, parece ser que, en términos generales, por éste se entiende un alimento que es muy nutritivo, pues no contiene uno solo sino muchos nutrientes. Seguramente encontrarás que el término se utiliza para verdaderos superalimentos como el cacao, la maca, la guanábana y las algas verdiazules, así como para alimentos menos creíbles como el helado o el tocino.

El término "alimentos funcionales" tampoco está consensuado, pero se refiere a ciertos alimentos que supuestamente nos ayudan con funciones específicas para estar sanos y prevenir las enfermedades. En general, se trata de comidas procesadas que argumentan ser altas en fibra o fortificadas con minerales como ácido fólico y yodo. Usualmente, se trata de alimentos a los que el productor añade los ingredientes que le hacen falta a la tierra en que fueron cultivados, como el yodo, o que se perdieron al momento de procesar el producto, como es el caso del pan blanco, el cual pierde fibras, vitaminas y minerales cuando se elabora.

Los alimentos funcionales procesados no son supernutritivos, pues los nutrientes que dicen tener fueron añadidos. Sin embargo, existen alimentos funcionales naturales que son especialmente ricos en uno o dos nutrientes y que pueden ser realmente benéficos para nuestra dieta diaria. Algunas personas opinan que un alimento funcional completamente orgánico es, de hecho, un superalimento.

Cuando una persona elimina de su dieta alimentos como los lácteos o la carne, inmediatamente es cuestionada por amigos y familiares bienintencionados pero poco informados. La preocupación más típica es la falta de calcio, proteína, vitamina B12 y hierro. Lo que los amigos y familiares de esta persona no saben es que la deficiencia de nutrientes es tan frecuente entre quienes ingieren carnes y leches como entre quienes no lo hacen. En última instancia, todo se reduce a qué tan nutritiva es una dieta en general, y qué capacidad tiene nuestro organismo para absorber los nutrientes. Hoy, todo mundo parece estar preocupado por consumir grasas benéficas como el omega 3, o minerales como magnesio, yodo y zinc, así como vitamina B y fibra.

El omega 3 es esencial para las articulaciones, el cerebro y el corazón, y para consumirlo en una cantidad suficiente necesitamos una alternativa a comer por lo menos seis porciones de pescado al día. El magnesio y el yodo se encuentran en muy bajas dosis en el suelo y, por ende, en las plantas que crecen en él. El estrés agota estos minerales, así como la vitamina B. Sin estos nutrientes, nuestra salud física, mental y hormonal se verá afectada. A su vez, la fibra es primordial para la eliminación del colesterol dañino, así como para el funcionamiento de nuestros intestinos. Sin embargo, abundan los medicamentos para reducir el colesterol y tratar los problemas de estreñimiento.

Resulta bastante claro que tenemos una desesperada necesidad de obtener nutrientes de diversas fuentes.

No todas las personas tienen acceso a los mejores productos orgánicos y recién cosechados. Muchas personas sienten que si no están consumiendo suficientes nutrientes, o si necesitan algo extra cuando tienen que desempeñar una función específica, pueden consumir suplementos. Hay quienes los toman en pastillas pero yo, particularmente, prefiero conseguirlos de alimentos funcionales naturales o superalimentos de origen vegetal. A continuación podrás encontrar una serie de superalimentos que son excelentes para los licuados verdes.

Semillas de chía

Los aztecas reverenciaban tanto las semillas de chía que las usaban como moneda. Hoy le tenemos una gran estima, ya que es la planta que posee mayor cantidad de omega 3, que, como ya hemos dicho, es un ácido graso esencial, lo cual quiere decir que nuestro organismo necesita conseguirlo de los alimentos. El omega 3 es básico para el sistema nervioso, el cerebro, el sistema cardiovascular, la piel y las articulaciones.

A diferencia del pescado y la linaza, que también lo contienen, la chía es muy estable debido a su alto valor antioxidante. Por ejemplo, las semillas o el aceite de linaza deben mantenerse en estricta refrigeración y comerse casi de inmediato (entre una y dos semanas) o se pudren. Además, la chía tiene un poder antioxidante similar e incluso mayor que el de las moras. Hay que tomar en cuenta que la chía negra tiene aproximadamente 25% más antioxidantes que la chía blanca.

La chía es baja en índice glucémico (ve la página 61), no tiene gluten y posee muchos nutrientes, incluyendo largas cadenas de aminoácidos. Esto significa que contiene los ocho tipos de aminoácidos esenciales, lo cual es muy raro en otras plantas. Nuestro cuerpo no puede producir estos aminoácidos y tiene que conseguirlos de los alimentos. Los aminoácidos son los ladrillos de las proteínas con los cuales el organismo puede formar tejidos como la piel o los músculos, además de contribuir a la creación de enzimas. La chía contiene hasta 23% de proteínas y 18% de aminoácidos, incluyendo el triptófano, el cual es sumamente importante para descansar y dormir, así como la tirosina, la llave para un estado de ánimo saludable y una tiroides sana.

Además de ser rica en calcio, hierro, magnesio, zinc, potasio, fósforo y vitaminas A, B y C, la chía contiene 37% de fibra tanto insoluble como soluble, lo que ayuda a que nuestras heces sean consistentes y a eliminar el colesterol malo (LDL) de nuestro organismo.

Cuando se remojan, las semillas de chía forman un gel parecido al de las semillas de lino, pero mucho más suave. Las semillas son muy pequeñas y se rompen fácilmente; para usarlas en un licuado verde, las puedes moler en la licuadora antes de echar el resto de los ingredientes, o puedes echarlas enteras. Una o dos cucharadas de chía, si se asientan, pueden espesar el licuado, así que bébetelo de inmediato si quieres conservar su consistencia, o déjalo espesar si así lo deseas. Si usas entre dos y cuatro cucharadas, el licuado va a tener una consistencia más densa. Si eso te gusta, te lo puedes comer con cuchara.

Los expertos sugieren que una cucharada de chía al día es suficiente para mejorar nuestra dieta. Cantidades más altas (de dos a cuatro cucharadas) se pueden utilizar para obtener nutrientes y fibra extra, además de ser una forma eficiente de engañar al apetito, pues dejan una sensación de saciedad. Más de cuatro cucharadas pueden tener un efecto laxante, lo cual puede ser benéfico para algunos, pero peligroso para otros.

Microalgas

Espirulina, chlorella, alga AFA (*Aphanizomenon flos-aquae*) y fitoplancton marino son todos organismos unicelulares que tienen un perfil nutricional similar, aunque con diferencias importantes. Todos ellos son abundantes en vitaminas, minerales, enzimas, aminoácidos esenciales, ácidos grasos esenciales, proteínas, ARN, ADN y pigmentos antioxidantes (sobre todo clorofila). La nutrióloga Gillian McKeith y el experto en superalimentos David Wolfe han estudiado a profundidad a las microalgas, y reportan que éstas tienen propiedades inmunitarias, antibacteriales, fungicidas y antivirales. Además, las microalgas mejoran nuestra capacidad mental, ayudan a combatir el cáncer, desintoxican y actúan como agentes desinflamatorios, contribuyen a la fortaleza de la sangre y son altamente absorbibles (el cuerpo las puede asimilar casi ciento por ciento).

La chlorella y la espirulina se cultivan en lagos y estanques. El alga AFA es silvestre y sólo se cosecha en las aguas del lago Klamath, en Oregon. Por su parte, el fitoplancton marino es una microalga de agua salada que se halla en los océanos y mares.

De todas, la chlorella es la más rica en clorofila, que, en el reino vegetal, es semejante a la hemoglobina. La clorofila se basa en el magnesio y la hemoglobina en el hierro. Así pues, la chlorella es considerada la mejor microalga para desintoxicar al organismo de metales pesados y protegerlo de la radiación.

La espirulina, el alga AFA y algunos tipos de chlorella contienen un pigmento azul llamado ficocianina, el cual es un antioxidante que, junto con la clorofila, ayuda a fortalecer a la sangre y las células madre. Así, ya que contienen tanto este pigmento azul como el pigmento verde de la clorofila, estas microalgas son conocidas también como algas verdiazules. Por si fuera poco, también contienen pigmentos rojo, naranja y amarillo, todos antioxidantes, los cuales pertenecen al grupo de los carotenoides que ayudan a combatir al cáncer.

Aun cuando todas las microalgas son ricas en proteínas, la espirulina es la que más tiene, con cerca de 70%. Con un contenido un poco menor de nutrientes, la espirulina es, sin embargo, la más fácil de digerir. En cambio, la chlorella es la que más se dificulta debido a que, a diferencia de las demás, sus paredes celulares son muy gruesas. Por ello, cuando la consumas en suplemento, asegúrate de que en éste se indique que las paredes celulares ya han sido rotas. Además, algunas personas carecen de la enzima necesaria para metabolizar la chlorella. Algunos investigadores japoneses han reportado que tanto la chlorella como la espirulina mejoran la producción de lactobacilos en el estómago.

Por su parte, sólo el alga AFA posee feniletilamina, a veces llamada "la droga del amor", que eleva nuestros niveles de dopamina. Esta sustancia, presente también en el cacao, contribuye a la concentración y mejora nuestro estado de ánimo. La falta de dopamina se asocia con depresión, así como con el mal de Parkinson.

Todas estas microalgas poseen ácidos grasos esenciales, pero cada una de forma distinta. La espirulina tiene un tipo de omega 6 llamado ácido gammalinolénico, en tan alto grado que sólo la leche materna la supera. Este ácido es desinflamatorio y muy bueno para el tratamiento de alergias. Por su parte, el alga AFA contiene sobre todo omega 3 en forma de ácido alfalinolénico y, en menor cantidad, omega 6 en forma de ácido linolénico y ácido gammalinolénico. El fitoplancton marino tiene ácido alfalinolénico y omega 3 en su forma de ácido eicosapentaenoico y docosahexaenoico. Por último, la chlorella es rica en omega 3 en su tipo de ácido alfalinolénico.

Fuera de estas microalgas, el omega 3 en sus formas de ácido eicosapentaenoico y docosahexaenoico se encuentra sólo en los mariscos.

Las plantas lo contienen en su forma de ácido alfalinolénico, el cual se convierte en nuestro organismo en ácido eicosapentaenoico y docosahexaenoico; sin embargo, este proceso requiere que el cuerpo tenga un buen balance de químicos, así como la presencia de vitamina B y magnesio. Consumir fitoplancton marino es una buena estrategia para que los veganos y los vegetarianos, así como aquellos que no suelen comer mariscos, obtengan suficientes ácidos eicosapentaenoico y docosahexaenoico, los cuales son benéficos para el cerebro, los ojos y el aparato reproductivo. Por su parte, el aceite de coco es muy bueno para ayudar a nuestro cuerpo a convertir el ácido alfalinolénico en ácido docosahexaenoico, por lo que, cuando utilices microalgas en tus licuados verdes, es una buena idea incluir aceite de coco.

Los suplementos alimenticios que contienen microalgas son muy atractivos debido a sus atributos; cada uno de ellos aporta beneficios únicos como:

Espirulina: es buena para las alergias, la digestión, tiene muchas proteínas y mejora la reproducción de probióticos en el estómago. Los bebés a los que se les dan nada o muy poca leche materna pueden comer espirulina para obtener ácido gammalinolénico. Recomiendo el superalimento probiótico fermentado In-Liven, que contiene espirulina y probióticos.

Alga AFA: contiene ácido eicosapentaenoico, el cual mejora el estado de ánimo y te da nutrientes extra. Esta alga es completamente silvestre. Recomiendo las marcas E3Live y Ancient Sun Crystal Manna.

Fitoplancton marino: contiene nutrientes adicionales (sobre todo minerales), así como ácidos eicosapentaenoico y docosahexaenoico.

Chlorella: desintoxica a nuestro organismo de metales pesados y nos protege de la radiación. Cuando la busques, asegúrate de que las paredes celulares han sido rotas previamente y que se procesó en frío.

Polen de abeja

Gran fuente de nutrientes, el polen de abeja no puede producirse de manera sintética. Las abejas recolectan el polen de las flores, lo mezclan con miel procedente del panal y lo almacenan en sacos que tienen en las patas, donde se compacta para formar un granulado. Las abejas lo llevan al panal como fuente de alimento. Es rico en proteínas (entre 25% y 40%), aminoácidos, hormonas, grasas, carbohidratos, lecitina, ácidos nucleicos, vitamina B y otras vitaminas. El polen de abeja se considera uno de los alimentos más completos de la naturaleza. Es alcalino, energizante, rico en antioxidantes y de fácil absorción. Mejora el rendimiento físico, contribuye a la fertilidad y al tratamiento de alergias, ya que reduce la producción de histaminas.

El polen de abeja puede producir reacción alérgica en algunas personas, por lo que debe usarse con cuidado. Mi marido y yo comenzamos a usarlo en nuestros licuados verdes para tratar la rinitis alérgica que él padecía. Comenzamos con ⅛ de cucharadita y poco a poco incrementamos la cantidad hasta llegar a una cucharadita completa. Sé que hay quienes usan cantidades mayores, pero nosotros nos detuvimos ahí por… ¡respeto a las abejas!

Superalimento probiótico fermentado In-Liven

Si pudiera llevar un alimento o superalimento a una isla desierta, definitivamente llevaría In-Liven. Este probiótico me ayudó a vencer a la candidiasis y no pasa un día sin que lo tome. A todos mis licuados les pongo una cucharada de este probiótico y cada tres meses lo tomo tres veces al día durante una semana.

In-Liven es resultado de más de 20 años de investigación y desarrollo. Es un superalimento crudo, orgánico y fermentado que está certificado y que actúa en cuatro formas:

1. Su fórmula contiene 13 lactobacilos y dos cadenas de levadura del tipo *saccharomyces*.
2. Contiene malta líquida y melaza como una fuente de alimentación para bacterias benignas.
3. Posee una combinación de enzimas (de las bacterias y los alimentos vivos de la fórmula) que ayuda a la digestión cuando el suplemento se ingiere antes de la comida.

4. Por último, tiene una mezcla de 20 aminoácidos, incluyendo los ocho esenciales, así como vitaminas, minerales
y partes de espirulina, polvo de pasto, verduras y granos.

Así, In-Liven contiene en total 26 alimentos predigeridos y
fermentados con lactobacilos tres semanas antes de ser em-
botellado. Los lactobacilos rompen las paredes celulares de los
vegetales, por lo cual los nutrientes quedan al 100% disponibles (a diferencia del 20% que tú podrías obtener si consumes
estos alimentos por separado).

Los lactobacilos de In-Liven han sido criados para soportar
condiciones adversas como calor y frío extremo, acidez, polución y ácido ascórbico. Esto significa que en el suplemento se
mantienen sólo las bacterias de lactobacilos más fuertes. No
requiere refrigeración y las bacterias pueden viajar por nuestro sistema digestivo para actuar en cualquier zona que así lo
requiera.

Así pues, In-Liven contiene tanto lactobacilos como espirulina. Sabemos que ésta es la microalga de más fácil digestión
y que ayuda a la reproducción de más lactobacilos en los intestinos.

Cacao sin procesar

El cacao es la versión sin procesar de lo que comúnmente conocemos como chocolate o cocoa. Su nombre botánico es *Theobroma
cacao*, que significa "comida de los dioses". Así como los aztecas con
la chía, los mayas reverenciaban los granos de cacao y los utilizaban
como moneda. Originalmente consumido sin procesar en Sudamé-
rica, tiempo después, y ya en Europa, se convirtió en un manjar, al
tomarlo caliente y mezclado con azúcar y leche.

El cacao contiene, literalmente, cientos de nutrientes y fitoquímicos, desde abundantes sustancias antioxidantes hasta pequeñas cantidades de oligoelementos minerales. En su estado sin procesar, el cacao
es una de las plantas con mayor número de antioxidantes en el mundo (los mismos que los frutos del acai de Brasil, y un poco menos que
las bayas del maqui de la Patagonia).

Los granos de cacao son bajos en grasas. Sin embargo, 50% de su constitución son grasas, entre ellas el omega 6. Tiene fibra soluble, así que es bueno para el estreñimiento y para bajar el colesterol. Además, tiene muchos minerales, en particular magnesio, el cual suele ser deficiente en nuestra dieta, pero muy importante para la salud de los huesos y de nuestro sistema cardiovascular. El cacao también es una fuente de hierro para la sangre y de manganeso, necesario para producir enzimas, cromo para el azúcar de la sangre, y zinc para el sistema inmune, la salud mental y el aparato reproductivo.

También contiene ligeras dosis de cafeína y una gran cantidad de teobromina, un componente semejante a la cafeína. Algunas personas dicen que el cacao las estimula y a otras no; si tú eres de los primeros, trata de no consumirlo en la tarde.

La mayor razón por la cual la gente consume cacao y se siente atraída por él es que la hace sentirse bien. El cacao está lleno de sustancias benéficas como la feniletilamina, "la droga del amor", que también se encuentra en el alga AFA, asimismo, es un inhibidor del apetito. Además, contiene anandamida, llamada por algunos "el químico de la felicidad" y que nuestro cuerpo produce después de hacer ejercicio. También posee triptófano, precursor de la serotonina, una sustancia antidepresiva producida en el estómago y el cerebro por la glándula pineal. Con todas estas sustancias, es fácil saber por qué la gente come tanto cacao y por qué lo busca con desesperación cuando se siente triste.

Antioxidantes

Oxidación, degradación, y corrosión son formas de describir el rompimiento de una sustancia debido a una reacción química con el ambiente. El ejemplo más típico es el hierro que se convierte en óxido de hierro tras el contacto con el agua. Ya que la naturaleza siempre busca el equilibrio (la homeostasis) y la conservación de la energía, la oxidación del hierro es su forma de devolver el hierro industrializado a un estado más estable y natural.

"Oxidación" es un término que se usa en química para describir la pérdida de electrones, los cuales son una de las partes más pequeñas de los átomos y poseen una carga negativa (los protones son positivos).

El opuesto de la oxidación es la "reducción", término con el cual se describe la ganancia de electrones.

El deseo de la naturaleza por la homeostasis da como resultado reacciones "redox" (reducción-oxidación), las cuales son constantes tanto en la naturaleza como en nuestro organismo. Por ejemplo, en las plantas, la fotosíntesis involucra la transformación del dióxido de carbono, el agua y la energía de la luz solar en azúcar, la cual se almacena en las plantas y se libera en forma de oxígeno. A su vez, la respiración de los seres humanos sigue un proceso inverso al de las plantas: la glucosa y el oxígeno se transforman en dióxido de carbono, agua y energía. Cualquier reacción tiene dos lados, el de la oxidación y el de la reducción. Idealmente, cualquier electrón que se separa de un átomo vuelve a él de forma inmediata. Si no lo hace, se convierte en un radical libre. Los radicales libres son inestables y buscan ligarse a cualquier cosa que equilibre su carga eléctrica. En el mejor de los casos, esta unión ocurre a través de una reacción redox, o si el radical es neutralizado por un antioxidante. Si nada de esto ocurre, el radical libre se une a cualquier cosa que esté a su alcance, lo que al final produce daños en las células y desata una reacción en cadena, que a su vez produce mutación celular.

La degradación que produce la oxidación no sólo ocurre en los metales sino también en nuestro cuerpo. La formación de radicales libres en el organismo puede acelerarse por ciertos elementos como el tabaco, las toxinas, la polución, el estrés y los malos hábitos alimenticios. Desde hace muchas décadas, los científicos saben que los radicales libres influyen en enfermedades como el cáncer, problemas cardiovasculares, artritis reumatoide, diabetes y padecimientos de la vejez.

Una dieta rica en antioxidantes, presentes sobre todo en las plantas y las algas, es la estrategia ideal para combatir a los radicales libres. Las vitaminas A, C y E, el selenio, la coenzima Q10, el glutatión, los flavonoides, los polifenoles y los pigmentos de las plantas, tales como la clorofila y los carotenoides, son sustancias antioxidantes.

La capacidad de absorción de radicales de oxígeno (CARO) es una medida estandarizada para conocer el poder antioxidante total de un alimento. El poder antioxidante es la capacidad de un alimento para neutralizar los radicales libres. Es más que conocido que la gran mayoría de los países desarrollados tienen suelos con una alta deficiencia de nutrientes, particularmente Australia, donde yo vivo. Se estima que cerca de 70% de la población de los países desarrollados tiene malnutrición y sólo consume micronutrientes.[2] Es por eso que los nutriólogos recomiendan comer por lo menos siete porciones de frutas y verduras al día, de manera que obtengamos suficientes antioxidantes para reducir el daño que los radicales libres pueden producir en nuestro organismo. Al comer siete porciones de frutas y verduras al día, recibimos alrededor de 3 500 unidades CARO; para mí, el problema de esta medida es que no todas las frutas y verduras contienen la misma cantidad de antioxidantes. Siete porciones de lechuga son muy distintas a siete porciones de bayas. Además, la frescura de la fruta y su grado de procesamiento influyen en su calidad nutrimental.

Personalmente, busco tener una dieta rica en antioxidantes, consumiendo sobre todo verduras oscuras, bayas, algas, verduras de colores brillantes, semillas de chía, coco y cacao. Además, consumo un suplemento en polvo llamado Berry Radical, un superalimento orgánico y antioxidante con un alto nivel de CARO. Se trata de una combinación de los nueve superalimentos antioxidantes más efectivos del mundo: cacao, extracto de jugo de oliva, extracto de bayas de café, y frutas y bayas deshidratadas como granada, bayas de goji, fresas, moras, acai y frambuesas. Con una cucharadita de este suplemento, obtengo cerca de 4 000 unidades de CARO. A diferencia de muchos productos antioxidantes que se encuentran en el mercado, Berry Radical viene en polvo y por eso no contiene conservadores. Una cucharadita de este suplemento en tu licuado verde te dará mucha energía para comenzar el día. También puede ser una forma de preparar un delicioso y nutritivo chocolate caliente, al mezclar una cucharada con leche tibia y un endulzante.

---

[2] Los micronutrientes son las vitaminas y los minerales esenciales para el correcto funcionamiento del cuerpo, mientras que los macronutrientes son las proteínas, las grasas y los carbohidratos, necesarios como fuentes de energía. [N. del T.]

Semillas de cáñamo

Según algunos especialistas, las semillas de cáñamo, o semillas de la *Cannabis sativa*, contienen todos los aminoácidos y las grasas esenciales. Estas semillas son suaves y fáciles de digerir, y la proporción de grasas omega 6 y omega 3 es la ideal: tres a uno. Los omega 6 que contienen son el ácido linolénico y gammalinolénico; por su parte, el omega 3 de estas semillas se encuentra en su forma de ácido alfalinolénico. Además, las semillas de cáñamo son ricas en clorofila, magnesio, potasio, azufre, calcio, hierro, fósforo y vitaminas A, B y C. También contienen 35% de fibra, tanto soluble como insoluble.

Los únicos países del mundo donde es ilegal consumir alimentos preparados con semillas o aceite de cáñamo son Australia y Nueva Zelanda. Esto a pesar de la recomendación de la Food Standards Australia New Zealand (FSANZ) para eliminar la prohibición. Sin embargo, durante varios años los gobernantes y los políticos han desoído la recomendación, determinando que habría dificultades legales para distinguir la *cannabis sativa* con alto THC (o sea la marihuana) de la *sativa* con bajo THC (el cáñamo), cuyos efectos narcóticos son nulos. Asimismo, argumentan que, al aceptar el uso industrializado del cáñamo para la elaboración de comida, se lanzaría un mensaje contradictorio en cuanto al consumo y la aceptación social de la marihuana. Suena tonto y conservador, ¡y mira que se trata de mi país!

En mi último viaje al Reino Unido, conseguí semillas de cáñamo que resultaron ser fantásticas. Son una gran manera de lograr que los licuados verdes queden cremosos, especialmente si no tienes o no quieres usar plátano. Además de poner semillas en mis licuados, también las incluyo en mis ensaladas, y a veces llego a comerlas con una cuchara.

Deep Green, un superalimento alcalinizante

Ya que usar alimentos frescos y sin procesar es lo esencial de los licuados verdes, la idea de añadirles polvo de verduras puede ser controvertida. Para algunos, es el uso de este tipo de productos lo que hace que un licuado sea realmente un "licuado verde", aunque los más puristas creen que esto es hacer trampa.

Desde mi punto de vista, se puede hacer en ciertas circunstancias:

- Si no tienes verduras; ¡ocurre más seguido de lo que te imaginas!
- Si la variedad de verduras a tu alcance es muy limitada.
- Si consigues una marca de excelente calidad y mucha reputación.
- Si te encuentras de viaje y te hospedas con amigos o familiares en donde hacer licuados verdes simplemente no es una opción y, en lugar de eso, puedes añadirle un poco de polvo a un vaso de agua o de jugo.

MI OPCIÓN ES EL SUPERALIMENTO ALCALINIZANTE DEEP GREEN.

Deep Green es un producto vegano y sin procesar que contiene algas verdiazules, jugo de pastos y hojas de verduras. Sobre todo, contiene espirulina, alfalfa deshidratada con frío, cebada, camote, avena y pasto de trigo, además de espinaca pura deshidratada con frío, col rizada, perejil, berza y polvos de ortiga.

Poder tener esta variedad en un solo producto es maravilloso, ya que puedes obtener nutrientes específicos de ciertos vegetales. Por ejemplo, del perejil obtienes la vitamina C y el beta-caroteno, así como el antioxidante superóxido dismutasa (SOD); de la ortiga consigues el cromo, y de la espirulina recibes la tirosina y el ácido gammalinolénico; de la alfalfa recibes más de 40 bioflavanoides, de la col rizada el isotiocianato y la vitamina K; del pasto de trigo obtienes aminoácidos; de la espinaca el ácido fólico y el manganeso; el selenio y el zinc viene del camote; el hierro y el calcio de la avena, y de la berza consigues glucosinolatos, los cuales son anticancerígenos. ¡Qué increíbles son los vegetales!

La gran mayoría de los productos en polvo que se encuentran en las tiendas y los supermercados tienen alimentos deshidratados con calor u oxígeno, lo cual daña las enzimas y los nutrientes. Más aún, muchos de los suplementos son diluidos con maltodextrina o rellenos de bajo costo como granos de arroz, semillas de linaza o legumbres.

A diferencia de los caballos y las vacas, los seres humanos no podemos digerir las fuertes paredes celulares de los pastos, lo cual significa que nos perdemos los nutrientes que se hallan en ellas. Los jugos de pasto hacen que estos nutrientes se absorban más fácilmente por nuestro estómago, y Deep Green sólo incluye polvo de jugos de pasto en su fórmula.

Tan sólo una cucharadita de Deep Green equivale a 60 mililitros de jugo de pasto fresco. Así pues, no temas en añadírselo a tus licuados verdes, al agua o al jugo.

Existen muchos superalimentos que se pueden incluir en tus licuados verdes, y enlistarlos requeriría un libro por separado. Si quieres saber más, por favor revisa el apéndice de la página 239, donde podrás encontrar sitios de internet y libros que te darán buenas recomendaciones.

SEGUNDA PARTE

Recetas de licuados verdes

Debido a la gran variedad de productos y de recetas de licuados verdes que hoy se encuentran disponibles, he organizado todas las recetas de este libro en distintas categorías. Para aquellos a quienes les entusiasme comer alimentos según la temporada, hay recetas para la primavera, el verano, el otoño y el invierno. También hay recetas para niños, para fanáticos de los superalimentos, para perder peso, para contribuir a la salud cardiovascular, y muchas otras categorías por el estilo.

Aquí te presento algunos consejos para usar estas recetas:

Todas las recetas son para un litro de licuado, a menos que en la receta se especifique otra cosa. Esta cantidad es suficiente para dos personas.

En las recetas no se especifican tipos o cantidades de verduras a menos que se busque un sabor o un beneficio particular. Si encuentras que la receta sólo dice "verduras", siéntete libre de usar cualquier verdura cruda que te guste, en la cantidad que desees. Si eres nuevo en el mundo de los licuados verdes, comienza con apenas un puñado de verduras de sabor suave, como la espinaca, y poco a poco comienza a aumentar la cantidad y variedad.

Usa frutas maduras y de buena calidad, así como agua fresca. La fruta inmadura hará que tu licuado sepa mal. Intenta conseguir productos orgánicos, directos de las granjas, donde su frescura es mayor. También te recomiendo que uses agua de muy buena calidad; como mínimo, utiliza agua filtrada.

Corta la fruta en pedazos pequeños, a la medida de tu licuadora. Mientras más grande y potente sea la licuadora, más grandes podrán ser los pedazos de fruta; por ejemplo, cuartos de manzana. Licuadoras menos potentes y más baratas necesitarán pedazos más pequeños.

Aunque no se indique en las recetas, frutas como el plátano, el mango, el melón y la papaya necesitan pelarse. Asimismo, hay que quitarles los huesos a las cerezas y demás frutas con centro. La excepción a la regla son las manzanas, de las cuales sí se puede utilizar el centro. El de las peras no.

No se especifica el tiempo de licuado. Éste variará según el tipo de licuadora que utilices. Pronto aprenderás a reconocer los tiempos de tu licuadora para saber cuándo están listos tus licuados. (Para más información sobre licuadoras, ve a la página 45.)

Si tu licuadora tiende a calentar tus licuados, utiliza cubos de hielo en lugar de alguno de los líquidos de la receta, o añade frutas congeladas. El hielo también puede contribuir a romper ciertas fibras como las del limón o el apio, además de contribuir a que los licuados sean más suaves. Sin embargo, ten cuidado de que el licuado no quede muy frío, pues esto puede afectar tu digestión.

Asegúrate de revisar el sabor y la consistencia de tu licuado antes de servirlo, ya que su tamaño, textura y sabor dependerán de los ingredientes que hayas utilizado.

- Si está muy espeso, añade agua o algún otro líquido.
- Si está muy ligero, agrega más fruta o una o dos cucharadas de semillas de chía.
- Si está ácido, ponle algún endulzante como stevia, xilitol, agave, miel, dátil o miel de maple.
- Si está muy amargo, ponle jugo de limón, algún endulzante o extracto de vainilla.

En la medida en que vayas experimentando, te darás cuenta de que hay ciertos ingredientes que simplemente no se mezclan bien. Éste puede ser el caso de la piña, el cacao, el coco o el jitomate. Sin embargo, recuerda que las posibilidades son prácticamente ilimitadas, así que seguramente encontrarás combinaciones fabulosas.

Todos estos licuados han sido diseñados pensando en su textura y sabor, y espero que los disfrutes tanto como yo. Para poner manos a la obra, aquí la receta del licuado que me tomo una vez al día:

Receta para principiantes

3 o 4 plátanos, o 2 plátanos y una taza de moras congeladas
2 cucharaditas de In-Liven (o de otro superalimento)
1 ½ tazas de agua
Una generosa cantidad de verduras
1 cucharadita de extracto de vainilla

Licua por 1 o 2 minutos en una licuadora con buena potencia y sirve en 2 vasos grandes.

Primavera

La primavera es una hermosa época del año, en que las flores se abren y las crías de los animales nacen después de un largo invierno. Sin embargo, dura bastante poco y hay muy poco tiempo para aprovecharla.

Ya que los huertos se siembran pensando en cosechas posteriores, en primavera se pueden encontrar frutas precoces, como:

<table>
<tr><td>✔ Aguacates</td><td>✔ Naranjas de pulpa roja</td></tr>
<tr><td>✔ Carambolas</td><td>✔ Papayas</td></tr>
<tr><td>✔ Limones</td><td>✔ Quinotos</td></tr>
<tr><td>✔ Mandarinas</td><td>✔ Tangelos</td></tr>
<tr><td>✔ Naranjas</td><td>✔ Toronjas</td></tr>
</table>

Las frutas de aparición tardía son:

<table>
<tr><td>✔ Frambuesas</td><td>✔ Melones</td></tr>
<tr><td>✔ Fresas</td><td>✔ Moras azules</td></tr>
<tr><td>✔ Lichis</td><td>✔ Pepinos</td></tr>
<tr><td>✔ Mangos</td><td>✔ Plátanos</td></tr>
</table>

Los verduras que brotan en la primavera son:

<table>
<tr><td>✔ Acelgas</td><td>✔ Espinacas</td></tr>
<tr><td>✔ Berros</td><td>✔ Menta</td></tr>
</table>

- Betabeles
- Chícharos
- Cilantros
- Coles
- Distintas variedades de lechuga
- Nabos
- Perejil
- Verduras asiáticas
- Zanahorias

Los alimentos que encuentres en cada estación variarán dependiendo del lugar en que vivas. En lugares con climas moderados, por ejemplo en el sur de Australia (donde vivo), la mayoría de estos productos estarán disponibles en la primavera, mientras que otros serán más difíciles de hallar. Utiliza esta época del año para experimentar y crear grandes licuados.

Recetas para primavera

1 taza de papaya roja
2 plátanos
1 ½ tazas de agua
Verduras
....

1 taza de carambolas
½ taza de carne fresca de coco
1 ½ tazas de agua de coco
Cilantro
....

2 mangos
½ cucharadita de cardamomo
1 ½ tazas de leche de almendra
Verduras
....

1 taza de lichis pelados y sin hueso
½ taza de moras
1 plátano

1 taza de agua o leche de nuez
Verduras

....

2 plátanos
1 taza de fresas sin hojas
La cáscara de 1 limón
1 taza de agua o leche de nuez
Menta
Cilantro

....

1 ½ tazas de melón
1 taza de fresas sin hojas
1 taza de agua
Verduras

....

2 ½ copas de melón chino
1 pizca de jengibre fresco
La cáscara de ½ limón
1 taza de agua
Verduras

....

2 ½ tazas de sandía
1 taza de frambuesas
1 lima pelada
Verduras

....

1 mango
Carne y agua de 1 coco
1 lima pelada
Verduras

....

1 taza de fresas sin hojas
1 toronja rosa chica, pelada
Menta
Verduras

....

1 taza de papaya
1 naranja pelada
1 lima pelada

1 ½ tazas de jugo de naranja
Verduras

....

1 taza de toronja pelada
2 mandarinas peladas
La cáscara y la carne de 1 limón
½ aguacate
Verduras
Endulzante al gusto

....

1 taza de quinotos
1 manzana
1 pepino libanés
1 cucharadita de extracto de vainilla
1 taza de agua
Perejil

....

2 naranjas peladas
1 lima pelada
½ aguacate
1 ½ tazas de jugo de naranja
Berros

....

1 taza de arándanos
1 naranja pelada
La cáscara de ½ naranja
1 ½ tazas de jugo de naranja
Verduras

Verano

En algunas partes del mundo, el verano nunca se acaba, pero en otras sólo dura unos cortos meses. De cualquier forma, el verano es sinónimo de deliciosas y dulces frutas. Es un momento mágico para los licuados verdes y también una época fantástica para conseguir alimentos de mucha consistencia como el mango, el plátano y las moras; es en esta temporada cuando tienen mejor calidad y son más baratos en las tiendas y los mercados. Intenta congelar lo que no vayas a usar en el momento para que lo tengas disponible después, en las épocas del año en que hay menos frutas y verduras frescas, y necesitas variedad.

Las frutas que se dan en el verano son:

- Aguacates
- Chabacanos
- Ciruelas
- Duraznos
- Fresas
- Moras (todas las variedades)
- Guayabas
- Jitomates
- Lichis

- Limones
- Mangos
- Maracuyá
- Chabacanos
- Melones
- Naranjas
- Papayas
- Pepinos
- Plátanos
- Uvas

Las verduras que se dan en el verano son:

- Acedera
- Acelgas
- Albahaca
- Amaranto
- Apio
- Berros
- Berza
- Capuchina (taco de reina)
- Diente de león
- Distintas variedades de lechuga
- Menta
- Perejil

Recetas para verano

2 tazas de chabacano
½ cucharadita de canela molida
¼ cucharadita de cardamomo molido
1 cucharadita de extracto de vainilla
1 ½ tazas de leche de almendra
Verduras

....

1 taza de moras azules
1 plátano grande
1 ½ tazas de leche de nuez o agua
Verduras

....

1 ½ tazas de moras
Carne y agua de 1 coco
Un puñado pequeño de albahaca
Hojas de espinaca

....

3 ½ tazas de sandía
1 pizca de jengibre fresco
2 cucharadas de semillas de chía (opcional, para un licuado más espeso)
Verduras

....

1 mango
1 plátano
1 ½ tazas de agua
Verduras

....

1 taza de fresas sin hojas
1 taza de fresas congeladas sin hojas
1 taza de leche de anacardo
Albahaca

....

1 ½ tazas de papaya
1 taza de tallos de apio
Hojas de lechuga romana, de la mitad
    de la lechuga
1 ½ tazas de agua

....

2 ciruelas
1 durazno
1 cucharadita de extracto de vainilla
1 ½ tazas de agua o leche de almendras
Verduras

....

1 ½ tazas de uvas verdes
2 tazas de melón
Verduras

....

1 taza de guayaba
Carne y agua de 1 coco
La cáscara y el jugo de 1 lima o 1 limón
Verduras

....

1 taza de fresas sin hojas
2 plátanos
1 taza de agua
Un puñado de menta u otro vegetal

....

1 taza de cerezas deshuesadas
1 plátano
1 o 2 cucharaditas de cacao

1 ½ tazas de agua o leche de nuez
Verduras

....

2 plátanos
1 taza de frambuesas
La cáscara de 1 limón
1 ½ tazas de agua
Verduras

....

2 ½ tazas de melón
1 taza de fresas sin hojas
Menta
Verduras

....

3 plátanos
2 cucharadas de cacao crudo
1 ½ tazas de agua o leche de nuez
Menta
Verduras

....

1 mango
2 naranjas peladas
1 taza de agua
Verduras
Al final, agregar al licuado pulpa de maracuyá.

Receta destacada

La escritora y "coach de vida" Joanne Newell (www.richra diantreal.com) es una gran entusiasta de los licuados verdes, y nos ha permitido incluir aquí dos de sus recetas favoritas, directamente extraídas de su e-book *Rich Radiant Real: The Green Smoothie Glow.*

RECARGA DE MORAS
2 dátiles (de preferencia, dátiles medjool)
1 naranja pelada

2 plátanos
2 a 3 tazas de acelgas
½ taza de frambuesas
½ taza de zarzamoras
4 fresas
½ taza de uvas
1 taza de agua

AGOGÓ TROPICAL

El agua y la carne de 1 coco
1 mango
2 plátanos
1 taza de agua
1 a 2 tazas de acelgas
1 taza de espinacas

....

2 tazas de lichis pelados y deshuesados
1 ½ tazas de leche de almendras
Menta
Verduras

....

1 taza de fresas sin hojas
1 taza de chabacano o durazno
1 taza de agua
Verduras

....

1 taza de ciruelas rojas
La pulpa de 2 maracuyás
½ taza de cubos de hielo
1 ½ tazas de leche de almendra
Verduras

....

1 taza de papaya
1 ½ tazas de jitomates
1 taza de agua
½ montón de albahaca
1 pizca de sal

Otoño

El otoño es una de las épocas más hermosas del año gracias al cambio del clima, de las tardes calurosas del verano a días templados y soleados, noches frescas, y el espectacular cambio del color del follaje. El otoño es mi estación favorita del año, sobre todo cuando se combinan los excedentes de los últimos frutos del verano (como las fresas o los duraznos) con el esperado regreso de los frutos propios del otoño (como las manzanas y las peras).

Las frutas que se dan en el otoño ofrecen una gran variedad para nuestros licuados verdes, tales como:

✓ Aguacates	✓ Manzanas
✓ Ciruelas	✓ Chabacanos
✓ Feijoa (guayaba de Brasil)	✓ Melones
	✓ Melón verde
✓ Frambuesas	✓ Naranjas dulces
✓ Moras	✓ Nectarinas
✓ Granada	✓ Pepinos
✓ Guayabas	✓ Peras
✓ Higos	✓ Pera oriental
✓ Jitomates	✓ Pérsimos
✓ Kiwis	✓ Plátanos
✓ Limas	✓ Quinotos
✓ Limones	✓ Uvas

Las verduras que se dan en el otoño son:

- Acelgas
- Albahaca
- Apio
- Betabel
- Calabaza
- Cilantro
- Col rizada
- Escarola

- Hinojo
- Lechuga (diversas variedades)
- Menta
- Perejil
- Rábano
- Verduras asiáticas
- Zanahoria

Recetas para otoño

4 higos frescos
1 taza de frambuesas
1½ tazas de agua o leche de nuez
Verduras
....
1 manzana
½ aguacate
1 cucharadita de canela molida
½ cucharadita de cardamomo molido
1 cucharada de extracto de vainilla
1½ tazas de agua
Verduras
....
3 duraznos
½ taza de frambuesas
1 cucharadita de extracto de vainilla
1½ tazas de agua
Verduras
....
4 higos frescos
1½ tazas de uvas rojas

½ cucharadita de canela
1 taza de agua
Verduras

....

2 kiwis
½ aguacate
2 naranjas peladas
1 ½ tazas de agua
Menta

....

1 ½ tazas de melón verde
1 taza de uvas verdes
1 taza de agua
Verduras

....

1 ½ tazas de melón
1 taza de frambuesas y/o fresas
1 taza de agua
Verduras

....

3 peras
1 cucharadita de canela molida
⅛ de cucharadita de clavo molido
½ cucharadita de cardamomo molido
1 pizca de jengibre fresco
1 cucharadita de extracto de vainilla
1 ½ tazas de leche de almendras
Verduras

....

1 taza de pulpa de pérsimo (del tipo que no es
    astringente)
½ aguacate
1 taza de leche de almendras
1 taza de agua
Verduras

....

1 taza de pulpa de pérsimo hachiya muy maduro
La pulpa de 1 limón (si tiene mucho mesocarpio o fibra
    blanca, extráela)

1 lima pelada
1 taza de cubos de hielo
½ taza de agua
Verduras
Endulzante al gusto

....

1 manzana
1 taza de quinoto
La pulpa y la cáscara de 1 limón
4 cucharaditas de semillas de cáñamo o 2 cucharadas de
    aceite de nuez
½ taza de agua
1 taza de cubos de hielo
Col, col rizada o perejil

....

2 peras orientales
1 plátano
1 ½ tazas de agua
Verduras
Al final, agrega la pulpa de 1 o 2 maracuyás, revuelta con el
    licuado

....

2 plátanos
4 maracuyás
1 naranja pelada
1 ½ tazas de agua
Verduras

....

2 o 3 nectarinas
La pulpa de 2 limones
La cáscara de 1 limón
1 pizca de jengibre fresco
1 ½ tazas de agua
Verduras
Endulzante al gusto

....

2 plátanos
1 o 2 duraznos

1 cucharadita de canela
1 ½ tazas de agua
Verduras

....

3 naranjas peladas
Jugo de 1 granada grande o 2 pequeñas*
1 taza de agua o leche de nuez
Perejil

....

4 ciruelas
La cáscara de 1 naranja
1 cucharadita de extracto de vainilla
1 taza de leche de almendras
1 taza de agua
Verduras

....

3 duraznos
3 o 4 higos frescos
½ cucharadita de canela
1 cucharadita de extracto de vainilla
1 ½ tazas de agua
Verduras

....

2 tazas de melón verde
1 pepino libanés
½ taza de cubos de hielo
Menta
Verduras

....

1 taza de fresas sin hojas
1 taza de fresas congeladas sin hojas
1 taza de leche de anacardo
Cilantro
Espinaca

* Para exprimir las granadas, pélalas y licua todo, luego cuélalas con una estopilla.

Invierno

En el invierno, sin lugar a dudas, la producción de frutas y verduras disminuye en comparación con la abundancia del verano. Sin embargo, en el caso de los licuados verdes, es una época para echar a volar nuestra creatividad.

En esta época se puede usar mucho jengibre o especias como la canela. Tanto éstas como las leches de semillas y nueces pueden añadirle a nuestro licuado una consistencia más caliente y espesa. Por ende, trata de no usar muchas frutas congeladas ni hielo, pues el clima ya es suficientemente frío.

En el invierno hay una gran variedad de cítricos disponibles, lo cual no puede ser coincidencia, dada nuestra necesidad de nutrientes como la vitamina C para combatir los resfriados. Las frutas que más se dan en invierno son:

- Aguacates
- Granadas
- Kiwis
- Limas
- Limones
- Mandarinas
- Manzanas
- Naranjas dulces

- Papayas
- Peras
- Peras orientales
- Pérsimos
- Piñas
- Tangelos
- Tamarillos
- Toronjas

Las verduras que más se dan en invierno son:

- Acelga
- Apio
- Betabel
- Calabaza
- Cilantro
- Col
- Col rizada

- Espinaca
- Hinojo
- Nabos
- Perejil
- Rábano
- Verduras asiáticas
- Zanahoria

Recetas para invierno

2 plátanos
La cáscara de 1 limón
La pulpa de 2 limones
1 ½ tazas de agua
Perejil
....

1 manzana
1 plátano
1 tallo de apio
1 ½ tazas de leche de nuez
Hojas de apio
....

½ taza de tamarillo
1 manzana
½ aguacate
½ a 1 cucharadita de canela molida
1 ½ tazas de leche de almendras
Verduras
....

1 taza de papaya
1 plátano
1 limón entero

1 ½ tazas de agua
Perejil

....

4 naranjas y/o tangelos pelados
1 o 2 cucharaditas de semilla de chía
1 taza de jugo de hinojo
Cabezas de hinojo

....

2 plátanos
1 pera grande
1 cucharadita de mezcla instantánea de especias chai
    (ver página 234)
1 pizca de jengibre fresco
1 ½ tazas de leche de almendras
Verduras

....

1 taza de pulpa de tamarillo
¼ de taza de pasas, remojadas la noche anterior
1 cucharadita de extracto de vainilla
1 ½ tazas de leche de almendras
Verduras

....

1 taza de piña, con todo y corazón
1 plátano
1 ½ tazas de agua
Cilantro o menta

....

1 ½ tazas de piña, con todo y corazón
Agua de 1 coco
Cabezas de hinojo

....

2 plátanos
1 kiwi
1 tangelo
1 ½ tazas de agua
Cilantro

....

1 taza de piña, con todo y corazón
½ taza de toronja

½ aguacate
1 ½ tazas de agua
Verduras

....

½ taza de carne de coco
Jugo de 1 granada grande o 2 pequeñas*
2 tazas de leche de nuez o 2 tazas de agua y 2 cucharadas
    de aceite de nuez
Verduras

....

1 limón entero
2 limones pelados
2 limas peladas
1 pizca de jengibre fresco
1 ½ tazas de jugo de naranja
Verduras
Endulzante al gusto

....

1 toronja grande y pelada
1 plátano
½ aguacate
1 ½ tazas de jugo de naranja
Verduras

Receta destacada

Lucy Stegley (www.raweventsaustralia.com), alias la *Smoothie Girl*, es una gran fanática de la comida sin procesar y los licuados verdes. De todas las cosas que ella ha probado para mejorar su alimentación y su salud, nada le ha resultado mejor que descubrir los licuados verdes y jugar con ellos, mezclando frutas y verduras crudos y sin procesar. A continuación te presento dos de sus recetas favoritas para el invierno.

* Para exprimir las granadas, pélalas y licua todo, luego cuélalas con una estopilla.

VERDE COLADA

1 taza de piña congelada
1 plátano grande y maduro
1 ½ tazas de agua filtrada o de manantial, o el agua de 1 coco
1 puñado de espinacas
5 hojas de menta o de salvia
El jugo de ½ lima
1 dátil deshuesado (éste es opcional y es para endulzar)
1 grano de vainilla*

LICUADO VERDE DE PERA Y JENGIBRE

2 peras
1 pizca de jengibre fresco
Semillas de la vaina de 2 cardamomos, molidas
½ cucharadita de nuez moscada
½ cucharadita de canela molida
2 tazas de leche de anacardo
Verduras

* Si tu licuadora es muy potente, simplemente corta el grano de vainilla a la mitad y lícualo con el licuado. Si es poco poderosa, muele el grano por separado y después agrégalo a la licuadora con el resto de los ingredientes.

Licuados antioxidantes

Los antioxidantes existen de forma natural en las plantas y las algas y son la mejor manera de combatir los radicales libres. Es más que sabido que el daño por radicales libres puede acelerar el desarrollo de enfermedades como el cáncer, los problemas cardiacos, la artritis reumatoide, la fatiga crónica y los problemas del envejecimiento. Algunas sustancias que contienen antioxidantes son las vitaminas A, C y E, el selenio, la coenzima Q10, el glutatión, los flavonoides, polifenoles y pigmentos como la clorofila y los carotenoides. La capacidad de absorción de radicales de oxígeno (CARO) es un sistema estandarizado para medir el poder antioxidante de los alimentos, es decir su capacidad para neutralizar los radicales libres. Ve la página 135 para más infomación sobre los antioxidantes y la escala CARO.

Estas frutas son ricas en antioxidantes:

- Arándanos
- Bayas acai
- Bayas goji
- Bayas maqui
- Ciruelas
- Ciruelas pasas
- Frambuesas
- Fresas
- Granadas
- Higos
- Manzanas
- Moras azules
- Naranjas
- Pasas
- Uvas rojas

En particular las bayas goji, que generalmente se consiguen deshidratadas, tienen un alto índice CARO, alrededor de 24 000. Las bayas acai y las maqui son aún más potentes: las acai vienen del Amazonas y tienen un puntaje que va de 50 000 a 101 000, dependiendo de su calidad, mientras que las maqui, provenientes de la Patagonia, pueden tener más de 300 000, dependiendo de su calidad. Estas bayas se pueden hallar en fórmulas y productos antioxidantes tanto en forma líquida como en polvos. Los polvos son mejores porque no contienen conservadores. El nivel de CARO depende de la calidad del producto.

Algunas verduras que son excelentes antioxidantes son:

✓ Albahaca	✓ Lechuga roja
✓ Brotes de alfalfa	✓ Menta
✓ Cilantro	✓ Perejil
✓ Col rizada	✓ Tallos y hojas de betabel
✓ Espinaca	

También puedes elevar el poder antioxidante de tus licuados si les añades especias antioxidantes como canela, jengibre y clavo. El cacao crudo tiene un alto puntaje de CARO, entre 95 000 y 98 000, mientras que las nueces, las pacanas y las avellanas tienen el más alto nivel de CARO de todos los granos. Las semillas de chía duplican su puntaje de CARO cuando se remojan en agua.

También puedes obtener altas dosis de antioxidantes con microalgas como la espirulina, la chlorella, el alga AFA y el fitoplancton marino, así como con suplementos y superalimentos como el Berry Radical, que tiene un puntaje de CARO de 117 500.

Recetas antioxidantes

Puedes añadir polvos de superalimentos y microalgas a cualquier licuado para aumentar su poder antioxidante. Puesto que los antioxidantes suelen ser amargos, estos licuados pueden requerir endulzante extra; elígelo y añádelo a tu gusto.

1 o 2 plátanos
½ taza de moras frescas, de cualquier tipo
¼ de taza de bayas goji, bien remojadas
1 ½ tazas de agua
Verduras

....

4 higos frescos
1 taza de uvas rojas
4 mitades de nuez
1 ½ tazas de agua
Espinaca
Un puñado de hojas de albahaca

....

2 manzanas
1 plátano
½ cucharadita de canela
2 cucharadas de bayas acai o maqui en polvo
1 cucharadita de extracto de vainilla
Col rizada

....

1 taza de cerezas deshuesadas
2 naranjas peladas
2 cucharadas de semillas de cáñamo
Jugo de 2 naranjas
Verduras

....

1 taza de fresas sin hojas
1 puñado de bayas goji
Carne y agua de 1 coco
Un puñado de menta

....

¼ de taza de betabel en cubos
1 manzana
1 naranja
1 cucharada de cacao crudo
1 ½ tazas de leche de nuez
Verduras

....

Jugo de 1 toronja grande o 2 granadas pequeñas*
2 naranjas
½ cucharadita de canela
4 mitades de nuez
1 puñado grande de perejil
....
2 peras
1 pizca de jengibre fresco
1 cucharadita de mezcla instantánea de especias chai
    (ve la página 234)
1 o 2 cucharadas de polvo de cacao crudo (opcional)
1 ½ tazas de leche de nuez
Espinaca
....
2 plátanos
1 taza de moras azules
2 cucharadas de cacao en polvo
1 cucharadita de extracto de vainilla
1 puñado de menta

Receta destacada

Scott Fry es el director de Loving Earth (www.lovingearth.net), una compañía de Melbourne que se dedica a suministrar los mejores alimentos orgánicos y funcionales del mundo. En las oficinas de Loving Earth es muy común escuchar el sonido de las licuadoras funcionando a media mañana. Richard, uno de los gerentes de producción, suele andar por ahí con un termo en la mano, esperando con impaciencia a que Scott termine de hacer uno de sus famosos licuados antioxidantes:

* Para exprimir las granadas, pélalas y luego lícualas completas, después cuélalas con una estopilla.

4 tazas o puñados de hojas de col rizada
4 tazas de agua filtrada
Jugo de 6 naranjas
4 plátanos
2 cucharadas de polvo de AFA E3Live
2 cucharadas de jarabe de yacón
1 cucharada de polvo Gubinge (u otro suplemento hecho con alimentos y alto en vitamina C)
1 cucharada de polvo de bayas maqui
1 cucharada de aceite de coco derretido o aceite de semillas de cáñamo

SCOTT DICE:

La base de agua, col rizada, jugo de naranja y plátano se puede mezclar con cualquier otra cosa; incluso puede tomarse sin ponerle otros ingredientes. Es tan sencillo y, sin embargo, tan delicioso. En este licuado está todo el espectro de superalimentos, y con un poco de jarabe de yacón aumentas el número de probióticos. Disfrútalo y siente todos los beneficios que le da a tu salud.

1 taza de ciruelas
1/8 de cucharadita de clavo molido
La cáscara de 1/2 naranja
1 naranja pelada
1 1/2 tazas de leche de nuez
1 cucharadita de extracto de vainilla
....
1 taza de arándanos
2 tazas de gajos de naranja congelados
1/2 cucharadita de canela
1/2 taza de agua
Verduras

Huesos y articulaciones

La salud de los huesos es muy compleja, y para mantenerla hay que tener un balance positivo de minerales, vitaminas, enzimas y hormonas, ¡sin olvidar mucho ejercicio! Nuestros huesos están hechos principalmente de calcio, y la medicina moderna nos hace creer que calcio y vitamina D es todo lo que necesitan. Sin embargo, la densidad de los huesos está determinada por muchos factores. Para tener unos huesos fuertes y saludables, necesitamos tener un buen balance hormonal, un amplio espectro de vitaminas y minerales, y una dieta predominantemente alcalina.

Una dieta ácida significa consumir mucha azúcar, alcohol, granos procesados, carne y mucha comida chatarra, además de un alto grado de estrés. La formación de ácidos en la sangre se controla con minerales alcalinos como el calcio y el magnesio. Así pues, el problema de la baja densidad ósea no se resuelve con pastillas de calcio, sino al preguntarnos con seriedad por qué el calcio es tan escaso en nuestro organismo. Reducir la necesidad de tomar pastillas de calcio con una dieta alcalina es mucho más sensato, como también lo es proveerle a tu cuerpo minerales orgánicos de origen vegetal, en lugar de pastillas comprimidas que son difíciles de asimilar para el cuerpo.

Los licuados verdes son, por naturaleza, alcalinos, además de que contienen muchas vitaminas y minerales. Las vitaminas y los minerales más importantes para la salud de los huesos son la vitamina C, el magnesio y el manganeso, los cuales se pueden obtener de:

- Almendras
- Anacardo
- Semillas de calabaza
- Semillas de chía

- Cacao
- Piña
- Semillas de girasol

Y claro, el mejor consejo es tomarte tus licuados bajo la luz del sol, ¡la mejor fuente de vitamina D!

Unos huesos sanos son una matriz de minerales que conforma un esqueleto fuerte. Las articulaciones, por su parte, son esos sitios de nuestro cuerpo donde se unen los huesos. La mayoría de nuestras articulaciones tienen una membrana sinovial, por ejemplo en los dedos, las caderas y las rodillas. Esto significa que las articulaciones están encapsuladas en un tejido suave que contiene una pequeña cantidad de lubricante para mantenerlas en funcionamiento. Sin embargo, las articulaciones se deterioran fácilmente y se inflaman por razones internas, como mala nutrición, o externas, como golpes.

Los licuados para los huesos y las articulaciones incluyen ingredientes desinflamatorios por naturaleza, como:

- Aceite de girasol y semillas (orgánicos)
- Frutas ricas en vitamina C
- Aguacates (por la vitamina E)
- Moras altas en antioxidantes (ve la página 135) y pigmentos
- Col rizada
- Microalgas
- Espinacas
- Nueces de Brasil (por el selenio)

Los aceites omega 3 de las semillas de chía, linaza, nuez y microalgas se transforman en prostaglandinas, las cuales son desinflamatorias. Los omega 6 de la espirulina, la borraja y las semillas de cáñamo son desinflamatorios naturales, así como la alfalfa, el áloe vera, el jengibre y el suplemento en polvo MSM.

Licuados para los huesos y las articulaciones

Algas como la AFA y la espirulina, así como los aceites de semilla de linaza y nuez y el polvo MSM, se pueden añadir muy fácil a los licuados para mejorar la salud de nuestros huesos y articulaciones. Ten cuidado con el MSM porque su sabor puede ser desagradable si le pones más de dos cucharaditas:

1 plátano
1 taza de moras, de cualquier tipo
2 cucharadas de semillas de chía
1 ½ tazas de agua
Verduras
....

2 tazas de gajos de cítricos dulces
½ aguacate
2 cucharaditas de polvo de espirulina
1 taza de agua
Verduras
....

2 peras grandes y maduras
1 pizca de jengibre fresco
1 ½ tazas de leche de semillas
Verduras
....

La pulpa de 3 limones
La cáscara de 1 limón
1 cucharada de suplemento MSM
1 ½ tazas de jugo de naranja
Perejil
Endulzante al gusto
....

2 plátanos
2 cucharadas de cacao crudo
1 cucharada de semillas de chía
1 ½ tazas de leche de nuez de Brasil
Verduras
....

2 plátanos congelados
1 taza de fresas sin hojas
Alga AFA
Espinaca

Receta destacada

La nutrióloga Cyndi O'Meara (www.changinghabits.com.au) es autora de uno de los libros más buscados sobre salud alimenticia: *Changing Habits Changing Lives*. Cyndi no es una nutrióloga típica (por ejemplo, no está de acuerdo con las dietas bajas en grasas y en calorías; de hecho, ¡cree que el chocolate es bueno para la salud!). Ella es una gran fanática de los licuados verdes, y en su página de internet publica un reporte sobre la diabetes que incluye una sección sobre licuados. La siguiente receta es suya e incluye ingredientes buenos para los huesos y las articulaciones. La receta es para dos porciones.

LICUADO VERDE CON CHOCOLATE PÚRPURA DE CYNDI

1 plátano grande y maduro

3 o 4 tazas de espinaca

3 dátiles frescos y deshuesados

1 taza de moras azules congeladas

1 cucharada de cacao crudo en polvo

5 anacardos

1 cucharadita del suplemento Supreme Green Blend de Changing Habits

1 cucharada del suplemento Organic Colloidal Minerals de Changing Habits

1 cucharadita de Rapadura Sugar de Changing Habits

1 pizca de sal de algas marinas (Seaweed Salt) de Changing Habits

5 cubos de hielo

1 ½ tazas de agua

....

1 taza de piña, con todo y corazón

1 plátano

Gel de una hoja de 10 cm de áloe vera

Menta

Brotes de alfalfa

....

2 naranjas peladas

1 plátano

1 ½ tazas de leche de nuez

Verduras

....

1 naranja pelada

1 mango

1 pizca de jengibre fresco

1 cucharada de semillas de chía

1 ½ tazas de agua

Los intestinos

La muerte comienza en el colon.

Ilya Mechnikov, ganador del premio Nobel

Un aparato digestivo sano requiere de la presencia equilibrada de bacterias benéficas y dañinas (80% de las benéficas y 20% de las dañinas, lo cual en muchas personas es exactamente al revés). Además, para funcionar bien, los intestinos tienen que mover lo que contienen y, para hacerlo, necesitan una buena cantidad de fibra.

Los licuados verdes son ricos en fibra por definición, ya que contienen frutas y verduras. Mientras más verde sea un licuado, más fibra tendrá. Se les puede añadir más fibra si se les ponen semillas de chía, betabeles y avena. La fibra soluble es más recomendable y se encuentra en frutas como:

- Ciruelas
- Cítricos (pelados)
- Fresas
- Kiwis
- Mangos

- Manzanas
- Moras azules
- Peras
- Plátanos

Sin embargo, hay personas que no pueden tener una dieta alta en fibra y sufren de diarrea cuando la ingieren. Tengo una amiga a la que le pasa esto, y a ella le gustaría comer más frutas y verduras. Por eso, me puse el reto de crearle recetas de licuados bajos en fibra y, por suerte, lo logré. (Para más detalles, ve "Quisquillosos con la fruta" en la página 209.)

147

El desequilibrio bacterial (disbiosis) es un problema común que afecta a los intestinos y puede llegar a producir intolerancia a algunos alimentos, antojo desmedido por carbohidratos, fatiga, síntomas de intestino irritable, reflujo, insomnio, dolor en las articulaciones, gingivitis, resfriados frecuentes, acné, eccema, desequilibrio hormonal y problemas como candidiasis y pie de atleta. Entonces, parece bastante claro que si nuestro aparato digestivo funciona bien, todo lo demás también.

Si no comes alimentos fermentados y ricos en probióticos, los suplementos que los contienen pueden ser una buena solución; debes tomarlos diariamente o varias veces al día en momentos de estrés o enfermedad. Mi suplemento de probióticos favorito es el superalimento In-Liven (ve la página 99), que también contiene espirulina y otros alimentos verdes. La espirulina trabaja en conjunto con los lactobacilos y los ayuda a reproducirse dentro de los intestinos. A final de cuentas, los probióticos nos ayudan a que nuestro organismo realice casi cualquier función y, en el estómago, te ayudarán a calmar desde el síndrome del colon irritable hasta la diarrea, los problemas de estreñimiento y la candidiasis.

Para un sistema digestivo propenso a la candidiasis o la inflamación, los licuados verdes pueden contener ingredientes tales como el coco, las semillas de chía, el áloe vera, el noni y el polvo de olmo rojo. En lugar de agua se pueden utilizar tés fríos, por ejemplo, té de cola de caballo, de tabebuia, de malvavisco o de mirto limón. Para aquellos que quieran conocer recetas sin fruta y libres de azúcar para un tratamiento estricto contra la candidiasis, por favor vayan al capítulo "Licuados verdes salados", en la página 225.

Licuados verdes con mucha fibra para los intestinos.
¡A poner las cosas en movimiento!

Para estas recetas, usa cuantas verduras te sea posible. La chía puede dar a los licuados fibra extra, y los probióticos se pueden añadir diariamente.

⅛ de taza de granos de avena sin moler, remojados la noche
    anterior, secados y enjuagados
2 plátanos
1 ½ tazas de agua
Verduras

....

¼ de taza de betabeles picados
2 peras largas
1 ½ tazas de leche de nuez
Verduras

....

1 mango
2 naranjas peladas, con un poco de cáscara
1 taza de agua
Verduras

....

6 ciruelas pasas
2 plátanos
1 pera
1 ½ tazas de agua
Verduras

....

1 taza de fresas sin hojas
2 kiwis con cáscara
2 cucharadas de semillas de chía
1 taza de agua
Verduras

....

1 pera
1 plátano
1 taza de moras azules
1 taza de agua
Verduras

Licuados verdes con mucha fibra soluble

A continuación podrás encontrar varias recetas para aparatos digestivos sensibles y no propensos a la diarrea.

La chía se puede añadir a cualquier licuado para darle más fibra soluble, al igual que los probióticos y el polvo de olmo rojo. Hierbas como la menta, la albahaca, el cilantro y el perejil se pueden utilizar por sus propiedades curativas para el estómago. Para estómagos propensos a la diarrea, prueba las recetas para la salud de los intestinos en la página 148.

1 plátano
1 taza de papaya
1 ½ tazas de agua
Verduras

....

2 plátanos
1 pera muy madura
1 ½ tazas de agua
Menta

....

1 mango muy maduro
Gel de una hoja de 10 cm de áloe vera
1 ½ tazas de té frío de malvavisco
Verduras

....

1 plátano
2 peras muy maduras
2 cucharadas de semillas de chía
1 ½ tazas de té de cola de caballo
Verduras

....

2 naranjas peladas
1 plátano
1 ½ tazas de té de mirto limón frío
Verduras

....

1 taza de papaya
½ taza de carne de coco
Miel
1 ½ tazas de té de tabebuia frío
Verduras

Salud cardiovascular

En nuestro cuerpo ocurren reacciones químicas muy complejas, y si nos hacen falta nutrientes, estas reacciones pueden verse afectadas. En algunos casos, un aminoácido llamado homocisteína puede alcanzar niveles peligrosos y producir problemas asociados con el sistema cardiovascular como paros cardiacos y derrames, defectos en el tubo neural, osteoporosis, Alzheimer, cáncer, enfermedades del hígado, depresión y neuropatías periféricas. Si el nivel de homocisteína es muy alto, también se pueden dañar las arterias, lo cual produce inflamación y ateroesclerosis.

Así pues, tener altos los niveles de este aminoácido es un indicador más fiable de enfermedades cardiovasculares que el colesterol. Por ello, tendríamos que buscar alimentos que nos ayuden a reducir la homocisteína. Una dieta rica en carnes nos dará mucha metionina, un tipo de aminoácido que después se transforma en homocisteína.

Además de una dieta baja en tóxicos y con una buena variedad de verduras, necesitamos nutrientes específicos para asegurar que ocurran reacciones químicas benéficas en nuestras células. Algunos de estos nutrientes son las vitaminas B2, B6 y B12, así como ácido fólico, magnesio y zinc. Las frutas y las verduras nos aportan muchos nutrientes que contribuyen a mantener la homocisteína baja, tales como los antioxidantes, las vitaminas C y E, y diversos minerales. Una dieta alcalina rica en licuados verdes y probióticos debe dar como resultado niveles de B12 adecuados. Es muy importante hacerse estudios de B12, sobre todo los veganos; sin embargo, también los amantes de la carne deberían hacérselos, ya que la habilidad para absorberla puede llegar a ser un problema para cualquier persona.

Como aminoácido, a la homocisteína le hace falta el grupo "metilo", por lo que cualquier alimento que pueda darnos aminoácidos con este grupo es benéfico para nosotros. Por ejemplo, la metilcobalamina, una forma de vitamina B12, el grupo del metilsulfonilmetano (MSM) y la trimetilglicina o betaína (TMG). A continuación, te presento algunos alimentos buenos para bajar los niveles de homocisteína:

- Betabel
- Huevos
- Bayas goji
- Nueces

- Semillas
- Lecitina de soya
- Aceite de girasol (sólo si es orgánico y prensado en frío)

La TMG o betaína se encuentra en los alimentos crudos, particularmente en el betabel y las bayas goji. Los pigmentos de betaína del betabel pueden facilitar las funciones del glutatión; por eso es que los betabeles, con todo y el tallo y las hojas, son excelentes para la salud cardiovascular. Nuestro organismo necesita colina para producir TMG; la colina se halla en la lecticina de soya, el aceite de girasol y la mayoría de las nueces y semillas, así como los huevos.

Altos niveles de homocisteína suelen coincidir con bajos niveles de glutatión, uno de los antioxidantes y desintoxicantes más importantes, sobre todo de nuestro hígado. Otros alimentos buenos para elevar el nivel de glutatión, y que van muy bien en los licuados verdes, son:

- Aguacate
- Canela
- Cardamomo
- Col
- Col rizada
- Durazno
- Microalgas

- Nueces
- Nueces de Brasil
- Semillas de chía
- Semillas de girasol
- Semillas de linaza
- Sandía

También la vitamina K es muy importante para la salud cardiovascular, ya que es un importante agente coagulante. Las verduras ricas en vitamina K son:

- ✔ Acelga
- ✔ Berza
- ✔ Col rizada
- ✔ Espinaca
- ✔ Perejil

Licuados verdes para la salud cardiovascular

3 plátanos
½ cucharada de canela molida
¼ de cucharada de cardamomo molido
1 ½ tazas de leche de nuez de Brasil
Col china

....

½ taza de moras azules
¼ de taza de bayas goji remojadas
La carne y el agua de 1 coco
Hojas de betabel con todo y tallo
Endulzante al gusto

....

2 duraznos
1 plátano
2 cucharaditas de espirulina o alga AFA
2 cucharadas de aceite de girasol orgánico
2 tazas de agua
Col rizada

....

4 tazas de sandía
4 cucharadas de semillas de chía
Menta
Verduras

....

1 manzana
¼ de taza de betabel cortado en cubos
½ aguacate chico
1 cucharada de cacao crudo en polvo
1 taza de cubos de hielo
1 taza de jugo de manzana
Hojas de betabel con tallo

· ·

1 plátano
2 peras
1 cucharadita de extracto de vainilla
1 ½ tazas de leche de semillas de girasol
Verduras

· ·

2 plátanos
4 higos deshidratados y remojados la noche anterior
2 cucharadas de lecitina de soya o aceite de girasol orgánico
1 ½ tazas de agua
Verduras

· ·

1 taza de uvas (de cualquier tipo)
2 naranjas peladas
2 cucharadas de semillas de chía
2 cucharadas de aceite de nuez
1 taza de agua
Verduras

· ·

2 plátanos
2 cucharadas de crema de cacahuate
2 tazas de agua o leche de nuez
Verduras

· ·

2 duraznos
1 taza de moras
1 ½ tazas de agua
¼ de aguacate
Verduras

Salud celular

Si todo nuestro cuerpo está hecho de células, entonces, la salud celular es realmente importante, y no es una exageración decir que necesitamos un poquito de todo para mantener a nuestras células sanas. ¿Qué son las células? Las células son esféricas y de tamaño microscópico; son como una especie de fábricas con una planta de energía (la mitocondria), trabajadores (los ribosomas), un jefe (el ADN, en el núcleo), seguridad (las paredes celulares) y logística (la coordinación de lo que entra y sale de la célula). Sus funciones son muy complejas y dependen de que cada parte realice su labor de forma correcta, así como de que los factores externos estén estables. Si cualquier cosa daña el funcionamiento de nuestras células, cosas muy malas nos pueden ocurrir.

La manera en que nuestro cuerpo crece y se cura es a través de la división y multiplicación de células saludables para crear más células idénticas. Las células enfermas pueden explotar, encogerse o mutar. Si las células mutadas comienzan a reproducirse una y otra vez, pueden ocasionar tumores. Cuando las células están sanas y el sistema inmune del cuerpo está fuerte, las mutaciones celulares son muy pocas pues el cuerpo las destruye apenas las identifica, antes de que se dividan.

Para que nuestras células estén sanas, necesitamos mantenernos bien hidratados. Tenemos que evitar las toxinas, comer muchos antioxidantes y alimentos ricos en minerales, sobre todo los que contengan selenio, manganeso, magnesio y zinc. Además, tenemos que mantener bajos nuestros niveles de homocisteína (ve el capítulo de "Salud cardiovascular", en la página 151), asegurarnos de comer los ocho tipos de aminoácidos esenciales, así como las grasas esenciales,

155

además de incorporar a nuestra dieta suplementos con probióticos y productos ricos en enzimas y vitaminas.

Las frutas, las verduras y el agua de nuestros licuados verdes nos ayudarán a mantenernos hidratados, así como a consumir alimentos ricos en antioxidantes, minerales, enzimas, aminoácidos y vitaminas.

La miel sin procesar es una excelente fuente de enzimas. La piña es la mejor fuente de manganeso, el cual es absolutamente necesario para las reacciones enzimáticas de nuestro organismo. El manganeso también se halla en ciertas verduras, así como en el jarabe de maple, las uvas, las bayas rojas y los plátanos. El sulforafano es un componente que contiene azufre y que se forma cuando algunas verduras, como la col rizada, se cortan, mastican o licuan. Según algunos estudios, este componente tiene propiedades anticancerígenas, así como antidiabéticas y antimicrobianas.

Una buena variedad de verduras, hierbas, microgerminados y brotes nos asegurará que estemos obteniendo suficientes aminoácidos para que nuestro cuerpo construya proteínas para las enzimas, las hormonas y los tejidos musculares. Algunos alimentos que son una fantástica fuente de aminoácidos son:

- Avena
- Espinaca
- Nuez de Brasil
- Semillas de calabaza
- Semillas de chía
- Semillas de girasol
- Semillas de linaza
- Semillas de ajonjolí

Las semillas como la chía, el ajonjolí, el girasol y la calabaza son ricas en vitamina E, magnesio, zinc, aminoácidos, omega 3 y omega 6. Una o dos nueces de Brasil al día es suficiente cantidad de antioxidantes y minerales como el selenio, el cual también está presente en la espinaca, la avena y las semillas de girasol.

Las semillas de chía y de linaza son la mayor fuente vegetal de omega 3 del planeta. Ya que la chía es rica en antioxidantes, es muy estable y no se echa a perder tan rápido como la semilla de linaza. Además, es mucho más digestible porque se suaviza por completo cuando se remoja y casi no tiene sabor, a diferencia de la linaza, que puede tener un sabor muy fuerte y amargo, y no es muy útil para endulzar un licuado verde.

Algunos de los ingredientes que son fantásticos para los licuados verdes, y que también ayudan a reducir los niveles de homocisteína son:

- Aceite de girasol (orgánico)
- Aguacate
- Betabel
- Chabacano (deshidratado)
- Dátiles
- Higos
- Lecitina de soya
- Naranja
- Nueces
- Plátano

Los alimentos fermentados suelen tener grandes cantidades de probióticos, aunque no son muy buenos para los licuados verdes. Si bien a algunas personas les gusta añadirle kéfir a sus licuados (un tipo de leche fermentada), yo prefiero incluir lactobacilos para que mi flora intestinal se mantenga saludable.

Licuados verdes para mejorar la salud de nuestras células

2 o 3 plátanos
1 cucharada de semillas de chía
Miel de maple al gusto
1 ½ tazas de leche de nuez de Brasil
Verduras
....

1 taza de piña con todo y corazón
1 naranja pelada
2 cucharadas de semillas de chía
1 ½ tazas de agua
Cilantro y/o menta
....

¼ de taza de cubos de betabel
1 taza de frambuesas
2 dátiles (sobre todo si son del tipo medjool)
1 taza de cubos de hielo
1 taza de leche de ajonjolí
1 cucharada de aceite de nuez
Verduras
....
⅛ de taza de granos de avena, remojados la noche anterior,
    secados y enjuagados
1 plátano
2 higos frescos o remojados
1 ½ tazas de agua
Verduras
....
1 taza de fresas sin hojas
La cáscara de ½ limón
½ aguacate
1 ½ tazas de leche de semilla de girasol o de calabaza
Verduras
....
2 naranjas peladas
¼ de taza de chabacanos deshidratados, remojados la noche
    anterior
1 cucharada de lecitina de soya o aceite de girasol orgánico
1 ½ tazas de agua
Verduras

Receta destacada

Narelle Chenery es la fundadora y directora creativa de investigación y desarrollo de Miessence (www.miessence.com), la cadena de productos orgánicos para la piel, el cabello y el cuerpo más amplia a nivel internacional. Narelle es una gran fan de los licuados verdes, y ésta es su versión de una receta muy buena para la salud celular. Esta receta es para dos porciones.

El jugo y la carne de 1 coco

½ taza de fruta de la estación (papaya, mango, durazno, pera o moras)

1 plátano

Un puñado de bayas goji

1 cucharadita de polen de abeja

1 cucharadita de raíz de maca en polvo

2 cucharaditas del superalimento In-Liven

2 cucharaditas del superalimento Berry Radical

2 cucharaditas del suplemento Deep Green Alkaliser

2 cucharadas de semillas de chía previamente remojadas

1 puñado grande de espinacas u otras verduras con hojas

1 cucharada de aceite de linaza, de prímula, de cáñamo o cualquier aceite rico en grasas esenciales

4 cucharadas de proteína de cáñamo en polvo o de cualquier proteína que gustes

NARELLE DICE:

Este licuado matutino es una comida completa que te hará llegar sin hambre hasta la hora de la comida. Tiene todo lo que necesitas: muchos fitonutrientes, verduras, antioxidantes, probióticos y macronutrientes (proteínas, aceites y fibras)... ¡además de ser delicioso!

2 o 3 plátanos

2 cucharadas de cacao crudo

1 ½ tazas de leche de semillas de girasol o de calabaza

Menta

....

1 taza de uvas rojas

4 higos deshidratados, remojados la noche anterior

1 ½ tazas de agua

1 cucharada de aceite de nuez

Verduras

....

2 tazas de piña, con todo y corazón
La carne y el agua de 1 coco
Verduras

....

2 limones, completos o pelados y sin semillas
2 naranjas peladas
2 mandarinas peladas
½ taza de cubos de hielo
1 taza de agua
Col rizada
Endulzante al gusto

....

2 plátanos
1 limón pelado
2 cucharadas de miel silvestre sin procesar
1 cucharada de polen de abeja
1 ½ tazas de agua o leche de nuez
Verduras

Azúcar en la sangre

Así como ya mencionamos en "¿Los licuados verdes ayudan a bajar de peso?" (página 71), los factores que pueden ayudar a mantener estable el azúcar en la sangre son los alimentos ricos en fibras, particularmente los que tienen fibra soluble; la combinación de proteínas y carbohidratos, un índice glucémico bajo y minerales como cromo, magnesio y zinc, así como vitamina C; la canela, el cilantro y evitar el uso de estimulantes como el café o la presencia constante de estrés.

Algunas frutas con buena cantidad de fibra soluble son:

- Ciruelas
- Cítricos (con cáscara o sin ella)
- Fresas
- Kiwi
- Mangos
- Manzanas
- Moras azules
- Peras
- Plátanos

La mayoría de éstas tienen vitamina C.

Las verduras tienen abundante fibra insoluble, así como proteínas y minerales. Algunas también contienen vitamina C, como es el caso de:

- Hojas de betabel
- Col rizada
- Perejil

Además, las proteínas y los minerales se pueden incrementar si a nuestros licuados les ponemos semillas de chía o de cáñamo, así como espirulina, nueces remojadas o leches de nueces o semillas. Para aquellos que quieran aumentar aún más el contenido de proteínas de sus licuados, les recomiendo el suplemento Sunwarrior Protein Powder, el cual está hecho de arroz silvestre fermentado, y es una gran alternativa vegana a los polvos de suero.

Las personas que son un poco hipoglucémicas, pero que no están en contra del consumo de productos animales, pueden añadir probióticos en forma de yogurt, kéfir o huevos. (Para más recetas parecidas, busca "Quisquillosos con la fruta" en la página 209.)

Recetas para estabilizar el azúcar en la sangre

Puedes añadir a tus licuados alimentos altos en proteínas como la espirulina, el polvo de arroz, la canela o las semillas de chía. El agua se puede sustituir por cualquier leche de nuez o semilla; sin embargo, si decides mantener el uso de agua, asegúrate de añadir otra fuente de proteínas y minerales, como las semillas de chía.

1 plátano chico
1 manzana
1 pera
1 ½ tazas de leche de almendras
1 cucharadita de canela molida
Verduras
....

1 pera
2 tazas de mandarina pelada
2 o 3 cucharadas de semillas de cáñamo
1 taza de agua
Verduras
....

1 plátano chico
1 taza de moras azules
2 cucharadas de semillas de chía

1 ½ tazas de agua
Verduras

....

½ mango
1 taza de fresas sin hojas
1 ½ tazas de leche de anacardo
Verduras

....

½ taza de ciruelas
La cáscara de ½ naranja
2 naranjas peladas
1 cucharadita de canela
2 o 3 cucharaditas de semillas de cáñamo
Verduras

....

1 plátano chico
1 kiwi (con o sin cáscara)
1 taza de fresas sin hojas
1 ½ tazas de leche de almendras
2 cucharadas de semillas de chía
Verduras

....

½ mango
2 tazas de cítricos dulces
La cáscara de ½ limón
2 cucharadas de semillas de girasol, preferentemente
　　remojadas
1 ½ tazas de agua
Verduras

....

2 peras
1 naranja pelada
1 o 2 cucharaditas de mezcla instantánea de especias chai
　　(ve la página 234)
1 ½ tazas de leche de nuez o agua
Verduras

....

2 tazas de mandarinas peladas
2 ciruelas

1 ½ tazas de leche de semilla de calabaza
Verduras

....

1 limón en cuartos (si tiene muchas semillas, extráelas)
3 cucharadas de semillas de chía
1 taza de cubos de hielo
2 tazas de jugo de naranja
Cilantro

Para bajar de peso

Como se mencionó antes, añadir licuados verdes a nuestra dieta, tanto si es convencional como si está basada en alimentos crudos, es de gran ayuda para perder peso, y la razón es muy clara: los licuados verdes cumplen con todos los requisitos para nivelar el azúcar en la sangre y nos dan una sensación de saciedad. Los licuados verdes:

- Contienen fibra.
- Son bajos en carga glucémica (CG), a menos de que tengan mucho plátano y endulzantes.
- Tienen proteínas y carbohidratos.
- Son muy nutritivos.
- Le dan energía a nuestras células sin efectos secundarios.
- Son alcalinos, y por ende nos calman y liberan nuestro estrés.
- Si están hechos con productos orgánicos, es probable que nos den minerales ausentes en otro tipo de productos.

Si los licuados verdes no te han ayudado a perder peso, trata de tomar licuados con baja carga glucémica, así como una dieta semejante. La dieta de Holford, llamada así por su creador Patrick Holford (un nutriólogo del Reino Unido), sostiene que no debemos comer más de 40 puntos de CG al día (10 en cada comida y dos botanas o bebidas con cinco puntos), así como comer carbohidratos y proteínas. La CG lleva un paso más allá el concepto de índice glucémico (IG), pues sí toma en cuenta el tamaño de las porciones que consumimos; por ejemplo, en un licuado verde la carga glucémica

165

determinaría que no le pusiéramos más de medio plátano por porción, ya que un plátano completo tiene una carga de 12 puntos. En el ejemplo anterior, ese licuado no podría contener otra fruta con una alta CG, como el mango o la uva, así como tampoco endulzantes como miel o dátiles.

La dieta de Holford se basa en el consumo de plantas, es rica en ácidos grasos y pone énfasis en el consumo de alimentos integrales crudos o muy poco cocidos. Por su parte, Cyndi O'Meara, una nutrióloga de Australia, propone el mismo tipo de dieta pero sin el conteo de puntos. Ella pone el énfasis en consumir alimentos no procesados que sean ricos en grasas esenciales y proteínas. Ninguna de estas dos dietas es vegetariana o de alimentos crudos, a pesar de que los que tomamos licuados verdes siempre somos catalogados como tales; sin embargo, los licuados verdes pueden complementar cualquier tipo de dieta, ya que nos motivarán a comer de forma más saludable y nutritiva.

Recetas para contribuir a la pérdida de peso

Todas estas recetas tienen un puntaje de CG menor a 20 por cada litro, lo cual es más que suficiente para dos personas o dos comidas separadas (es decir, por cada comida 10 o menos puntos). Entre paréntesis incluyo la CG de cada ingrediente. Al final, se puede encontrar el total de CG de cada licuado. Para una lista completa de la CG de una gran cantidad de alimentos, visita la página www.patrickholford.com, donde también encontrarás información para desarrollar un menú apropiado para ti. También el sitio www.nutritiondata.com enlista la CG de muchos alimentos distintos.

> 2 tazas de moras mixtas (2)
> 2 peras (10)
> 1 ½ tazas de agua o leche de nuez (0)
> Verduras (1)
>
> **Total: 13**

1 plátano (12)
1 taza de moras azules (2)
1 ½ tazas de agua o leche de nuez (0)
Verduras (1)

Total: 15

....

½ melón (10)
1 taza de fresas sin hojas (5)
1 taza de agua (0)
Verduras (1)

Total: 16

....

1 taza de cerezas deshuesadas (5)
2 naranjas (10)
1 ½ tazas de agua o leche de nuez (0)
Verduras (1)

Total: 16

....

3 duraznos (15)
½ taza de frambuesas (1)
1 cucharadita de extracto de vainilla (0)
1 ½ tazas de agua (0)
Verduras (1)

Total: 17

....

1 naranja (5)
½ mango (10)
1 lima pelada (1)
1 ½ tazas de agua (0)
Verduras (1)
Stevia al gusto (0)

Total: 17

....

4 chabacanos (5)
1 plátano (12)
1 cucharadita de extracto de vainilla (0)
½ o 1 cucharadita de canela molida (0)
1 ½ tazas de agua o leche de nuez (0)

Verduras (1)

Total: 18

....

1 plátano (12)
1 pera (5)
¼ de taza de semillas de cáñamo (0)
1 ½ tazas de agua (0)
Verduras (1)

Total: 18

....

2 tazas de sandía (17)
1 taza de agua (0)
Verduras y menta (1)

Total: 18

....

1 taza de piña, con todo y corazón (10)
1 toronja chica pelada (5)
La carne y 1 taza de agua de 1 coco (3)
Verduras (1)

Total: 19

....

Receta destacada

Jemma Gawned, creadora y directora de Naked Treaties Raw-ganics (www.nakedtreaties.com.au), ha sido una defensora de la dieta de los alimentos crudos y los licuados verdes desde 2006. A ella le fascina que sus licuados sean realmente verdes, suaves y purificadores. El licuado verde de Jemma (éste sí de veras verde) también es bajo en CG:

El agua de 1 coco tierno
3 o 4 puños grandes de muchas verduras
1 plátano o ½ mango
1 taza de frambuesas o fresas
Pulpa de 1 maracuyá

Hormonas felices

En el cuerpo existen muchos tipos de hormonas, incluyendo la insulina para regular el azúcar en la sangre, la serotonina para el estado de ánimo, y la tiroxina para la tiroides. Las hormonas a las que nos referimos en este capítulo son las hormonas sexuales, tales como la progesterona, el estrógeno y la testosterona. La progesterona y el estrógeno se consideran hormonas femeninas, mientras que la testosterona se considera masculina. Sin embargo, las tres están presentes tanto en hombres como en mujeres, y lo que varía es la cantidad en la que se encuentran.

Cuando las hormonas están desequilibradas, esto significa que la proporción de estrógeno con respecto a la cantidad de testosterona y progesterona es demasiado alta. De ahí que un aspecto importante de la salud hormonal sea reducir la dominancia del estrógeno. Los xenoestrógenos, o estrógenos dañinos, son un tipo de estrógenos sintéticos que provienen del plástico, gases tóxicos, pesticidas y químicos generalmente utilizados en los productos de belleza. Cuando los xenoestrógenos entran en nuestro organismo, se suman a los estrógenos naturales y aumentan su cantidad, por lo que se vuelven mucho más predominantes que las hormonas andrógenas (la progesterona, la testosterona y la dehidroepiandrosterona o DHEA). Algunos síntomas de dominancia del estrógeno son infertilidad, síntomas de menopausia, síndrome premenstrual, ovarios poliquísticos, cáncer de mama, volubilidad, osteoporosis, acné, migraña y cáncer de próstata.

Evitar la exposición a xenoestrógenos es de vital importancia: reduce o elimina el uso de envases de plástico, consume alimentos orgánicos y consigue productos de belleza y para la higiene que sean libres de químicos sintéticos. También existen sustancias que le ayudan al cuerpo a eliminar estos estrógenos dañinos, tales como el limón, la cáscara de lima, las manzanas, las peras, las moras, las verduras cruciformes y los alimentos ricos en yodo como las algas.

Tanto a los estrógenos dañinos como a la homocisteína (ve "Salud cardiovascular" en la página 151) les hace falta un grupo de metilo. Los alimentos que contribuyen a eliminar los xenoestrógenos también nos aportan sustancias ricas en este grupo. Algunos de éstos se componen de betaínas, tales como el betabel, la espinaca, las bayas goji, el aguacate, MSM y muchas verduras de hoja verde.

Junto con una dieta completa y basada en plantas, la salud hormonal se puede mejorar con la ingesta adecuada de grasas esenciales, vitaminas B3 y B6, y minerales como magnesio y zinc.

La vitamina B3 no es abundante en los ingredientes comunes de los licuados verdes, pero se puede encontrar en buenas cantidades en los hongos cremini y shiitake. También se encuentra, en menor medida, en:

- Acelga
- Berza
- Frambuesa
- Hinojo
- Jitomate
- Lechuga romana
- Melón
- Hojas de nabo
- Hojas de mostaza

Además, la vitamina B6 se encuentra en:

- Plátanos
- Pimiento morrón
- Apio
- Verduras
- Sandía

Por su parte, el magnesio y el zinc se encuentran en:

- Cacao
- Semillas de girasol

- Semillas de calabaza   - Verduras de hoja verde
- Semillas de chía

Unas excelentes fuentes de grasas esenciales son el coco y las semillas de chía, linaza y cáñamo. El aceite de omega 6 ácido gammalinolénico es muy amigable para las hormonas y se puede encontrar en la borraja, la espirulina y la prímula.

Hierbas como la *agnus castus* (vitex), la *ginseng* hembra (angélica), la *actaea racemosa* y las hierbas de San Juan se utilizan de forma regular para combatir el desequilibrio hormonal. Estas hierbas se pueden beber en forma de té, y si éste se enfría, se puede añadir muy fácilmente a tus licuados. En sentido estricto, estas hierbas se deben consumir bajo el consejo de un profesional como un neurópata o hierbero.

La maca es un superalimento en forma de raíz que proviene del tiempo de la antigua civilización inca. Posee muchas vitaminas, minerales, enzimas y un grupo único de alcaloides que funcionan como adaptógenos para las hormonas, lo cual significa que contribuyen a estabilizar cualquier hormona que lo necesite, en vez de enfocarse en una sola hormona (por ejemplo, el vitex sólo tiene influencia en la progesterona). La maca tiene un sabor muy fuerte, así que te recomiendo que la utilices en cantidades pequeñas y la tomes casi de inmediato, ya que tiene la tendencia de adquirir un sabor parecido al rábano una vez que se asienta.

En la medicina oriental, una energía *yin* baja puede significar un problema hormonal tal como la infertilidad. Tanto la maca como el perejil son buenos para incrementar el *yin*. El cacao y el polen de abeja también son buenos para las hormonas, así como la maracuyá, la manzanilla, el hinojo, el anís y las uvas (sobre todo por la presencia de resveratrol).

Recetas para unas hormonas felices

Da prioridad al consumo de verduras cruciformes tales como la berza, la col rizada y la col china, la espinaca, la lechuga romana, las hojas de nabo y de betabel, las hojas y flores de borraja, cabezas de apio, anís e hinojo, así como perejil.

A cualquiera de estas recetas le puedes añadir microalgas, sobre todo espirulina.

Considera que, en lugar de agua, puedes utilizar tés fríos como el de pasiflora, manzanilla, hinojo o anís.

2 o 3 plátanos
½ taza de bayas goji (preferentemente remojadas)
1 ½ tazas de agua o leche de nueces o semillas
Verduras

....

3 tazas de sandía (con todo y semillas)
1 lima entera cortada en cuartos
1 pizca de jengibre fresco
Verduras

....

3 o 4 plátanos
1 cucharada de maca
1 cucharada de polen de abeja
1 ½ tazas de agua o leche de nuez o semilla
Verduras

....

La carne y el agua de 1 coco
El jugo y la cáscara de 1 lima
1 taza de frambuesas
Verduras

....

2 tazas de melón
½ taza de frambuesas
1 taza de agua
Verduras

....

2 plátanos
La pulpa y la cáscara de 1 limón grande
2 cucharaditas de MSM en polvo
½ aguacate
1 ½ tazas de agua
Perejil

....

172

2 tazas de uvas rojas
La cáscara de 1 lima
3 cucharadas de semillas de chía
1 ½ tazas de leche de nuez o semilla
Verduras
....

¼ de taza de betabel en cubos
2 manzanas
2 tazas de leche de nuez o semilla
Verduras
....

1 taza de jitomate
1 pimiento rojo mediano y pelado
1 taza de cabezas de apio
Cáscara de 1 limón
1 cucharadita de hojuelas de alga dulce
1 taza de hielo
....

3 plátanos congelados
2 cucharadas de cacao crudo
1 cucharada de maca
2 porciones de hongos medicinales en polvo o líquido
1 ½ tazas de agua
Verduras
....

3 peras
1 ½ tazas de agua
¼ de taza de semillas de cáñamo
2 cucharaditas de mezcla instantánea de especias chai
    (ve la página 234)

Longevidad

El secreto de la longevidad no está en una píldora ni en una poción. Tampoco existe una dieta exclusiva que sea mejor que las demás. Si se mira la dieta de las culturas más longevas del mundo, sus hábitos alimenticios varían muchísimo. El único factor en el que todas coinciden es la ausencia de químicos sintéticos y alimentos procesados. Es decir, comen comida de verdad y tienen un estilo de vida lejano al estrés de nuestras sociedades modernas.

Sin embargo, es imposible que abandonemos nuestras costumbres y nos vayamos a vivir a la selva o a sitios remotos, como las culturas que son famosas por su longevidad como los hunzas, los vilcabambanos o los okinawas. Sin embargo, siempre es positivo reflexionar sobre lo que sí podemos hacer. El factor crucial parece ser mantener bajos los niveles de homocisteína (ve "Salud cardiovascular" en la página 151), así como tener una dieta rica en antioxidantes, verduras de hoja verde y vitamina B.

Las siguientes frutas son excelentes para promover la longevidad:

- Manzanas
- Aguacates
- Bayas (sobre todo la acai, goji y maqui)
- Ciruelas
- Ciruelas pasas
- Duraznos
- Higos
- Naranjas
- Pasas
- Granadas
- Uvas rojas
- Sandía

Algunas de las verduras buenas para la longevidad son:

- Albahaca y otras hierbas
- Berza
- Cilantro
- Acelgas
- Col rizada
- Espinaca
- Hojas y tallos de betabel
- Lechuga roja
- Menta
- Brotes
- Microgerminados
- Perejil
- Verdolaga

Además, algunos de los ingredientes más comunes de los licuados verdes y que también son buenos para la longevidad, son:

- Cacao
- Canela
- Cardamomo
- Clavo
- Jengibre
- Microalgas
- Nueces (incluyendo cacahuate)
- Semillas de chía
- Semillas y aceite de girasol

Algunas investigaciones recientes también señalan qué es lo que realmente determina nuestra longevidad. Al nacer, tenemos cerca de 10 000 pares de telómeros en el ADN de nuestras células. Al morir tenemos cerca de la mitad. Así pues, al año perdemos un aproximado de 50 pares de telómeros. La TA65 es un tipo de sustancia conocida como activadora de telomerasa, la cual se cree que es la encargada de ayudarnos a recuperar telómeros. Emocionante, ¿no? Tanto la verdolaga como el astrágalo poseen TA65, y la mayoría de los suplementos de esta sustancia están hechos de raíz de astrágalo.

Recetas contra el envejecimiento y para darle más cuerda al reloj

Se puede incluir superalimentos en polvo y microalgas en los licuados verdes para añadir más nutrientes y poder antioxidante. También se pueden añadir concentrados de raíz de astrágalo o usar té frío de astrágalo en lugar de agua.

3 plátanos
2 cucharadas de mezcla instantánea de especias chai
    (ve la página 234)
1 ½ tazas de leche de nuez de Brasil
Verduras
....

½ taza de moras azules
½ taza de bayas goji previamente remojadas
La carne y el agua de un coco
Tallos y hojas de betabel
Endulzante al gusto
....

2 duraznos
1 plátano
2 cucharadas de aceite de girasol orgánico
2 cucharaditas de espirulina o alga AFA
2 tazas de agua
Verduras
....

4 tazas de sandía
4 cucharadas de semillas de chía
1 pizca de jengibre fresco
Menta
Verduras
....

1 manzana
¼ de taza de betabel en cubos
½ aguacate chico
1 cucharada de cacao crudo en polvo
1 taza de jugo de manzana

1 taza de hielo
Tallos y hojas de betabel
....

2 plátanos
4 higos deshidratados, remojados la noche anterior
2 cucharadas de lecitina de soya o aceite de girasol orgánico
1 ½ tazas de agua
Verduras
....

1 taza de uvas rojas
2 naranjas peladas
2 cucharadas de semillas de chía
2 cucharadas de aceite de nuez
1 taza de agua
Verduras
....

3 plátanos
2 cucharadas de crema de cacahuate
1 o 2 cucharadas de cacao crudo en polvo
1 ½ tazas de agua o leche de nuez
Verduras
....

1 o 2 plátanos
½ taza de moras frescas
¼ de taza de bayas goji, remojadas la noche anterior
   (opcional)
1 ½ tazas de agua
Verduras
....

4 higos frescos
1 taza de uvas rojas
4 mitades de nuez
1 ½ tazas de agua
Espinaca
Un puñado pequeño de hojas de albahaca
....

2 manzanas
1 plátano

1 cucharadita de canela molida
2 porciones de baya acai o maqui
1 cucharadita de extracto de vainilla
Verduras

....

1 taza de cerezas
2 naranjas peladas
2 cucharadas de anacardos
Jugo de 2 naranjas
Verduras

....

1 taza de fresas sin hojas
Un puñado de bayas goji
4 cucharadas de semillas de cáñamo
El agua de 1 coco
Un puñado de menta
Endulzante al gusto

....

Jugo de 1 granada grande o 2 granadas pequeñas*
2 naranjas
½ o 1 cucharadita de canela
4 mitades de nuez
Un puñado grande de perejil

....

2 peras
1 pizca de jengibre fresco
1 cucharadita de mezcla instantánea de especias chai
     (ve la página 234)
1 o 2 cucharadas de cacao (opcional)
1 ½ tazas de leche de avellana
Espinaca

....

1 taza de ciruelas
⅛ de cucharadita de clavo molido
La cáscara de ½ naranja

* Para exprimir las granadas, pélalas y pon todo en la licuadora, después cuélalas con una estopilla.

1 naranja pelada
1 ½ tazas de leche de nuez
1 cucharadita de extracto de vainilla
Verduras
....

1 taza de arándanos
2 tazas de gajos de naranja congelados
½ o 1 cucharadita de canela molida
½ taza de agua
Verduras

Belleza

La piel es nuestro órgano más grande, y hay elementos claves que nos pueden ayudar a tener la piel radiante.

Un intestino con molestias generalmente se refleja en problemas de la piel como eccemas y acné, así que una dieta alcalina rica en verduras y fibra, así como probióticos, es muy importante para conservar su salud. Las hormonas también influyen en la piel. Grasas esenciales, zinc, magnesio y vitamina B6 son todos necesarios para la salud hormonal; estos nutrientes se encuentran en las semillas de chía, girasol, cáñamo y calabaza, así como en el cacao, el plátano y las frutas y verduras deshidratadas. Además, hay alimentos buenos para las hormonas como la maca, la cáscara de limón, el betabel, las bayas goji y los aguacates.

El azufre es un mineral muy importante para nuestra belleza, así que procura añadir verduras cruciformes como col, col rizada y berza a tus licuados verdes, además de polvo de MSM. Más de dos cucharadas de este polvo pueden saber bastante mal; sin embargo, con el tiempo te acostumbrarás. Además, su sabor se puede enmascarar con limón, lo cual es una buena opción porque la vitamina C y el MSM son una excelente combinación para maximizar la absorción de nutrientes. El sílice es otro mineral muy bueno para la belleza, que se puede encontrar en los pepinos, la avena, las fresas, los aguacates, la hierba de cola de caballo, consuelda y ortiga. Además, los antioxidantes son vitales para la salud de nuestras células y como una manera de evitar el envejecimiento y la proliferación de radicales libres. Así que es buena idea comer muchas moras, col rizada, brotes de alfalfa, microalgas y cacao.

En el libro *Eating for Beauty*, de David Wolfe, se incluye la siguiente lista de alimentos embellecedores: áloe vera, arúgula, raíz de bardana, coco y aceite de coco, pepino, durián, higos, semillas de cáñamo, nueces de macadamia, ortiga, olivas, cebollas, papayas, semillas de calabaza, rábanos, cúrcuma y berros.

¡Y no olvides el agua! Además de la gran hidratación que te dan los licuados verdes, asegúrate de consumir suficientes líquidos, idealmente un litro de agua al día, mucho más si estás en lugares calurosos o haces ejercicio.

Recetas para la belleza

Para variar un poco, en lugar de agua puedes utilizat té frío de cola de caballo, ortiga, consuelda, equinácea, manzanilla o diente de león. Todos los licuados que se presentan a continuación pueden tener polvo de MSM o microalgas como la espirulina y el alga AFA:

> 1 plátano
> 1 taza de papaya
> 1 limón en cuartos
> Perejil
> 1 ½ tazas de agua
> ....
> La carne y el agua de 1 coco
> 1 cucharadita de cacao crudo en polvo
> 1 cucharadita de polvo de maca
> 1 taza de moras, de cualquier tipo
> Verduras
> ....
> 1 plátano
> 2 peras
> 2 cucharadas de crema de nuez de macadamia
> 1 ½ tazas de agua
> Verduras
> ....
> ¼ de taza de betabel en cubos
> ¼ de taza de semillas de cáñamo

¼ de taza de bayas goji, remojadas durante la noche (opcional)
1 ½ tazas de agua
Verduras
....
1 pepino libanés
1 taza de fresas
4 higos deshidratados y remojados en 1 taza de agua (resérvala y luego añádesela)
1 o 2 cucharadas de semillas de chía
Verduras
....
2 tazas de piña en cubos, con todo y el corazón
1 lima pelada
½ aguacate
1 ½ tazas de agua
Berros
....
2 plátanos
Gel de una hoja de 10 cm de áloe vera
1 cucharada de extracto de vainilla
1 ½ tazas de leche de semilla de calabaza
1 cucharada de aceite de coco derretido
Verduras
....
1 mango
1 naranja pelada
1 ½ tazas de jugo de raíz de bardana y hojas de nabo
Verduras
....
⅛ de taza de granos de avena, previamente remojados
1 taza de moras rojas (de cualquier tipo)
1 pera
1 ½ tazas de agua o leche de nuez o semilla
Verduras
Endulzante al gusto
....

1 taza de carne de durián
1 plátano
½ o 1 cucharadita de canela
1 o 2 cucharaditas de cacao en polvo (opcional)
1 cucharadita de extracto de vainilla
1 ½ tazas de agua
Verduras

....

1 taza de fresas congeladas sin hojas
1 taza de frambuesas
1 ½ tazas de agua
4 cucharadas de semillas de cáñamo
La cáscara de ½ limón
Flores y hojas de borraja u otras verduras pálidas y de sabor
  suave (para que el licuado se mantenga rosa)

....

1 taza de moras
½ aguacate
1 plátano
1 o 2 cucharadas de cacao en polvo
2 cucharaditas de microalgas
Verduras

Estado de ánimo

Nuestro estado de ánimo y salud mental se ven afectados por una serie de factores que pueden ser controlados con nuestra alimentación. Para que nuestro cerebro funcione bien y, por ende, nos sintamos bien, los neurotransmisores tienen que funcionar bien y hacer su trabajo a tiempo y de forma eficiente. Los neurotransmisores se encargan de enviar los mensajes entre los extremos de un nervio y otro; el punto de encuentro se conoce como sinapsis. Los nervios necesitan comunicarse entre sí de forma muy rápida, y si los neurotransmisores no están haciendo su trabajo, entonces no funcionaremos correctamente.

Nuestro cerebro es 60% grasa; por eso tenemos que alimentarlo con grasas de calidad como el omega 3 y el omega 6, así como grasas saturadas que podemos conseguir de varias fuentes, como el coco. Existe un neurotransmisor muy importante para el organismo, llamado acetilcolina, que sólo lo podemos producir con una buena cantidad de vitamina B5 y colina. Además, necesitamos vitamina B6 y triptófano para poder producir serotonina. También necesitamos este aminoácido para producir adrenalina y dopamina. Más aún, todas las vitaminas B y la vitamina C, así como el ácido fólico, el zinc y el magnesio son esenciales para el funcionamiento del cerebro.

Un buen nivel de azúcar en la sangre también es un elemento clave para el buen humor (en conjunto con una dieta con bajo índice glucémico y alimentos integrales), y la vitamina C, el ácido fólico, el zinc, el magnesio y el cromo contribuyen a este factor. Por eso, nuestros licuados para el buen humor y el cerebro pueden incluir ingredientes como:

- Semillas de girasol, ajonjolí, calabaza y chía, por el zinc.
- Lechuga romana, jitomate, manzana, plátano, ortigas y jugo de uva, por el cromo.
- Semillas de calabaza y chía, así como cacao crudo, almendras, anacardos, plátanos, hojas de betabel y espinaca, por el magnesio.
- Aguacate, plátano, semillas de girasol, nueces y espinaca, por la vitamina B6.
- Espinaca y naranjas, por el ácido fólico.
- Lecitina y semillas de girasol, por la colina.
- Canela y cilantro, para la regulación de insulina.
- Chía y microalgas, para obtener proteínas y omega 3 (sobre todo el fitoplancton).
- Linaza, nueces, semillas de cáñamo y verdolaga, por el omega 3 y el omega 6.
- Ajonjolí, espirulina y espinaca, para el triptófano (la espirulina también para la tirosina).
- Muchas frutas crudas y hierbas tiernas, para la vitamina C, y frutas deshidratadas como chabacanos, higos y dátiles, por la vitamina B. La vitamina C no sólo nos ayuda para la absorción de hierro, sino también del cromo.

Para más felicidad, no olvides la feniletilamina, "la droga del amor", presente en las algas AFA y verdiazules, así como las cerezas, que contienen el triptófano "melatonina", una sustancia que contribuye a la relajación y el sueño. El cacao activa la triptamina; así, tus licuados pueden tener una buena combinación de cerezas y chocolate, lo cual te producirá un efecto relajante. Tal vez la mejor hora para tomar estos licuados sea en la tarde.

Licuados para el estado de ánimo
El agua o el agua de coco se pueden sustituir por leche de nuez o semilla:

1 plátano
1 pera

1 manzana
2 cucharadas de semillas de chía
1 cucharadita de canela molida
1 cucharadita de extracto de vainilla
1 ½ tazas de leche de semillas de girasol
Verduras

....

1 plátano
1 taza de moras, de cualquier tipo
2 cucharadas de aceite de omega 3
1 ½ tazas de agua
Menta

....

3 o 4 naranjas peladas
½ aguacate
1 ½ tazas de leche de ajonjolí
Cilantro

....

1 limón en cuartos
La cáscara de 1 limón
1 naranja pelada
1 plátano
1 ½ tazas de jugo de naranja
Perejil

....

1 taza de chabacano
1 plátano
1 cucharada de lecitina de soya o aceite de girasol orgánico
1 ½ tazas de leche de almendras
Verduras

....

1 taza de jitomates maduros
½ aguacate
1 ½ tazas de jugo de hinojo y/o jugo de apio
Albahaca y menta

....

2 tazas de uvas rojas
¼ de taza de semillas de cáñamo

1 cucharadita de canela molida
1 ½ tazas de agua
Verduras

....

1 taza de higos remojados la noche anterior (desecha el agua)
1 pizca de jengibre fresco
1 plátano chico
1 ½ tazas de leche de nuez
Verduras

....

Enamórate del siguiente licuado, que contiene altos niveles del "químico del amor", la feniletilamina, presente en el alga AFA y el cacao:

2 plátanos
2 dátiles (sobre todo si son medjool)
2 o 3 cucharadas de semillas de cáñamo
2 cucharadas de cacao crudo en polvo
2 cucharaditas de alga AFA
1 ½ tazas de agua
Verduras

....

En el siguiente licuado, el magnesio de la chía, las nueces y el cacao, así como la melatonina de las cerezas —que se activa con el cacao—, te producirán un efecto relajante muy poderoso:

1 ½ tazas de cerezas deshuesadas
2 cucharadas de cacao crudo en polvo
2 cucharadas de semilla de chía
2 tazas de leche de anacardo
Verduras

....

Ahora, relájate y enamórate de este licuado supercalmante:

1 taza de cerezas deshuesadas
1 plátano

2 cucharadas de cacao crudo en polvo
2 cucharadas de alga AFA
1 taza de leche de anacardo
½ taza de cubos de hielo
2 cucharadas de semillas de cáñamo
Verduras

Receta destacada

Sandy Forster (www.wildlywealthywomen.com) es una reconocida empresaria, mentora internacional de prosperidad y aventurera que ha explorado todo el mundo. Es la autora del éxito de ventas *How to Be Wildly Wealthy FAST*. Sandy predica con el ejemplo cuando se trata de salud, y tal vez este licuado verde que nos recomienda sea el secreto de su éxito:

1 plátano congelado y rebanado
½ taza de coco en trozos
1 naranja pelada
1 puñado de bayas goji
2 cucharadas de semillas de chía
30 hojas frescas de hierbabuena
2 hojas de col rizada
2 tazas de perejil
Una pizca de canela molida
Stevia al gusto
1 ½ tazas de agua

Sandy dijo: "Estoy tan encantada con este licuado, es increíblemente bueno para mí y proviene de mi propio huerto. ¡Es tan rico!"

Fertilidad
y salud materna

Concepción y embarazo

La salud de un niño comienza antes y durante el embarazo. Nutrientes como las vitaminas B6 y B12, el ácido fólico, la colina, el zinc, el magnesio, el hierro, los probióticos y las grasas esenciales no sólo son importantes para el bebé sino también para la salud de la madre. Desde la concepción hasta la lactancia, los licuados verdes son una excelente opción para que las madres se nutran tanto a ellas como a sus hijos.

El zinc, magnesio y hierro se pueden encontrar en las semillas de calabaza, ajonjolí y chía. El hierro también se encuentra en los chabacanos, los duraznos, los higos, los aguacates y verduras de hoja verde como espinaca, acelga y lechuga romana. El magnesio está en las almendras, las nueces de Brasil, los anacardos, los plátanos, los higos, las hojas de betabel y la espinaca. El cacao es muy rico en magnesio, pero sus efectos estimulantes deben mantenerse al mínimo para mujeres embarazadas, sobre todo durante el primer trimestre. El ácido fólico se encuentra en verduras de hoja verde y naranjas, mientras que la vitamina B6 se encuentra en el aguacate, el plátano, las semillas de girasol, la espinaca y las nueces. La lecitina de soya y el aceite de girasol contienen colina. La tonificante alfalfa, por su parte, es rica en enzimas y es segura para utilizarse durante el embarazo y la lactancia.

Las grasas benéficas incluyen al omega 3 y al omega 6, tales como el ácido alfalinolénico (ALA) que se encuentra en las semillas de chía y de cáñamo, así como en las nueces y la verdolaga. El ácido gammalinolénico (AGL) es un aceite omega 6 antiinflamatorio y se encuentra tanto en la leche materna como en la espirulina, el cáñamo, la borraja y la prímula. El ALA también se halla en el alga AFA y la chlorella, mientras que los ácidos eicosapentaenoico (AEP) y docosahexaenoico (ADH) están en el fitoplancton. El aceite de coco contribuye a la absorción de ácidos grasos esenciales, así como a la conversión de ALA en AEP y ADH. El aceite de coco también es rico en ácido láurico, el ácido graso predominante en la leche materna.

El jengibre y hierbas como el perejil, la menta, el cilantro y la albahaca tienen aceites esenciales que son reconfortantes para el estómago y benéficos para los licuados si una mujer embarazada tiene muchas náuseas. Más aún, los licuados que contienen más leche de nuez o semilla y menos ingredientes son poco ácidos, y es más probable que sean benéficos para el estómago.

Las mujeres embarazadas con problemas de azúcar en la sangre, como la diabetes gestacional, se pueden beneficiar del uso regular de cilantro y canela en sus licuados verdes.

Gabriela Rosa, naturópata y especialista en fertilidad y autora reconocida internacionalmente, es una gran entusiasta de los licuados verdes. Esto es lo que ella tiene que decirnos acerca de la fertilidad:

Un cuerpo sano es un cuerpo fértil, pero una fertilidad óptima significa mucho más que sólo ser capaz de llevar a buen término el embarazo y dar a luz a un bebé sano. Después de ocho semanas de gestación, la huella de salud del bebé ya está impresa en su organismo, de la misma forma que sus órganos y huellas dactilares. En este punto, sus fortalezas y debilidades están definidas por el "mapa" que ya existe en este magnífico diseño; las futuras predisposiciones del niño con respecto a su salud ya están definidas, sin importar lo que se haga después. Muchos futuros padres no son conscientes de este hecho. Una vez que la concepción ocurre, el potencial de salud del bebé se vuelve el mínimo común denominador de la salud de ambos padres, y en ese punto ha alcanzado su máximo potencial; la oportunidad de hacer grandes mejoras a tu fertilidad y la salud del bebé existe sólo dentro de los 120 días anteriores a la concepción, es decir, antes de que el embarazo suceda. Así pues, el momento para optimizar la salud de tu hijo y darle el mejor principio posible no es durante el embarazo sino antes de la concepción, y es algo que incluye tanto al padre como a la madre.

Es obvio que sí puedes marcar una diferencia para la salud de tu hijo durante la gestación, sobre todo a partir de las cosas que hagas y la manera en que te conduzcas. Así que para obtener resultados óptimos es esencial obtener sustento y nutrientes reales de tu comida diaria. Si aún no estás embarazada y planeas tener un bebé sano, recuerda actuar como una verdadera embarazada: por lo menos 120 días antes de intentar la gestación comienza a comer como si ya lo estuvieras. Éste es el tiempo aproximado que les toma para madurar a las células que darán origen a tu hijo, los óvulos y el esperma. Pon tu atención y todo tu amor en esta tarea y podrás descansar tranquila, sabiendo que has hecho lo mejor para concebir a un bebé realmente sano.

Los alimentos que Rosa recomienda para mejorar la fertilidad son:

- Agua y carne de coco (están llenos de nutrientes, electrolitos y grasas que son los "ladrillos" esenciales de las hormonas y las células).
- Cilantro, perejil y menta (los tres con muchos nutrientes y clorofila, excelentes para desintoxicarse).
- Ajo (excelente para el sistema inmune y para mejorar la salud cardiovascular, evitando la formación de coágulos).
- Alcachofa (un magnífico tonificador del hígado, así como un gran desintoxicante).
- Melón agrio (un muy buen regulador de azúcar en la sangre).
- Aguacate (posee ácidos grasos esenciales).
- Moras (repletas de antocianinas antioxidantes).

Las verduras de hoja verde también se consideran excelentes para la fertilidad debido a su alto contenido de nutrientes y su alcalinidad. Sin embargo, Rosa recomienda evitar el consumo de verduras goitrogénicas como la col y la col rizada. Los goitrogénicos pueden intervenir con la habilidad de la tiroides para absorber el yodo. El yodo es necesario para tener la tiroides sana, y una tiroides sana es necesaria para una buena fertilidad.

Recetas para antes
y durante el embarazo

Procura que las verduras que utilices sean espinaca, acelga, hojas y tallo de betabel, lechuga romana, brotes de alfalfa y borraja (incluyendo la flor, el tallo y las hojas).

El agua o el agua de coco se pueden sustituir con leches de nuez o semilla. Es muy recomendable que todos los días añadas un poco de microalgas tales como fitoplancton marino (para el ADH) y espirulina (para el AGL):

1 ½ tazas de leche de semilla de calabaza o girasol
2 o 3 plátanos
Menta y borraja
....

1 mango
1 pizca de jengibre fresco
1 ½ tazas de agua de coco
Cilantro y espinaca
....

2 o 3 plátanos
1 cucharada de lecitina de soya o aceite de girasol orgánico
1 ½ tazas de agua
Verduras
....

2 naranjas peladas
1 o 2 cucharadas de semillas de cáñamo
1 ½ tazas de leche de anacardo
Verduras
....

1 plátano
1 aguacate chico
La cáscara de ½ limón
1 ½ tazas de agua
Perejil y espinaca
....

1 ½ tazas de chabacano
½ cucharadita de canela molida
1 cucharadita de extracto de vainilla
1 ½ tazas de leche de almendras
Verduras

....

2 plátanos
1 cucharada de canela molida o de mezcla instantánea de
    especias chai (ve la página 234)
1 cucharada de semillas de chía
1 ½ tazas de leche de ajonjolí
Verduras

....

2 duraznos grandes
1 o 2 cucharadas de semillas de chía
1 pizca de jengibre fresco
1 ½ tazas de leche de almendras
Verduras

....

4 higos frescos
½ aguacate chico
1 ½ tazas de leche de nuez o pacana
Cilantro y espinaca

....

2 plátanos
1 durazno o 2 chabacanos
1 pizca de jengibre fresco
1 ½ tazas de nuez de Brasil
Verduras

Recetas para incrementar la fertilidad

1 taza de moras mixtas
Agua de 1 coco
Menta

....

3 duraznos
½ taza de frambuesas
1 ½ tazas de leche de almendras
Espinaca
....
2 plátanos
2 tazas de fresas sin hojas
1 taza de agua de coco
Cilantro
....
½ taza de hojas de alcachofa bebé preparadas*
1 diente de ajo chico
1 taza de jitomates
Pulpa de ½ limón
3 cucharadas de aceite de oliva
Perejil
Sal y pimienta al gusto
....
½ melón amargo preparado**
Cáscara y pulpa de 1 limón
½ aguacate
2 tazas de jugo de manzana
Espinaca

* Para preparar las hojas de alcachofa, corta el tallo y desprende las hojas más duras del exterior. Corta 2.5 cm de la punta y remueve el corazón. Córtalas en cuartos y, si no las vas a usar de inmediato, úntales jugo de limón en los lados cortados.

** Para preparar el melón amargo, córtalo a la mitad longitudinalmente, quita las semillas y córtalo en rebanadas muy delgadas. Ponles sal a las rebanadas y déjalas reposar durante 10 o 15 minutos para reducir la amargura del melón. Después, lávalo abundantemente y sécalo para eliminar el exceso de agua.

Bebés y niños

Bebés

Los licuados verdes son aptos para bebés a partir de los seis meses, cuando éstos comienzan a comer sólidos. Ya que sus ingredientes se licuan, son más fáciles de digerir que cualquier alimento masticado. Las frutas que se incluyen en los licuados suelen ser las mismas que el bebé comienza a comer: plátano, mango, papaya y durazno. La única diferencia es que en los licuados estas frutas se licuan junto con pequeñas cantidades de verduras de sabor suave. Evita el uso de verduras de sabor fuerte o amargo hasta que el niño sea mayor; al igual que los licuados para adultos, debes alternar los ingredientes con regularidad. También es importante para el desarrollo de los niños que consuman grasas esenciales, por lo que el uso de aguacate o coco es bastante apropiado. Algunos ingredientes es mejor que se incluyan hasta que el bebé cumpla el año de vida, o incluso dos años si su sistema digestivo es muy sensible. Estos ingredientes son aquellos que pueden ser alergénicos como naranjas, nueces, semillas y frutas con mucha pectina y que son difíciles de digerir cuando están crudas: manzanas, moras, cítricos y la mayoría de las frutas tiernas, que es mejor evitar o cocer.

Para hacer una taza de licuado para un bebé (250 ml), combina:

- ½ taza de agua o de agua de coco, o una combinación de ambas.
- ½ taza de 1 o 2 frutas rebanada s como plátano, papaya, mango o durazno, o ½ taza de 1 fruta rebanada y 1 aguacate o carne de coco tierno.
- ¼ de taza de verduras como espinaca, col rizada, col china, lechuga mantecosa, lechuga romana o cabezas de rábano.

Estas cantidades son suficientes para alimentar al bebé más de una vez al día.

Niños mayores de dos años

Los niños que están acostumbrados a beber licuados desde pequeños, tienden a pedirlos conforme crecen. A los niños que no estén acostumbrados a ellos pueden no gustarles al principio debido a su color y sabor.

El mejor consejo es no hacer mucho escándalo sobre lo que van a tomar. Trata de servirles en vasos que no sean transparentes y que tengan tapa o popote. Puedes conseguir que los licuados sean de color púrpura si utilizas fresas, o cafés y decirles que es chocolate. También puedes hacerlos rosas si les pones fresa o frambuesas con alguna verdura de color pálido como la col china. Involucra a tus hijos en el proceso, ponles nombres graciosos a los licuados y, en general, convierte esta actividad en un juego. Por ejemplo, puedes poner los nombres que se les ocurran en una gran cartulina que cuelguen en la cocina. Evita el uso de verduras de sabor muy fuerte hasta que tus hijos sean más grandes.

Para hacer dos vasos de licuado (500 ml) para tu hijo, combina:

> 1 taza de agua, agua de coco, leche de nuez o semilla o una combinación de éstas.
> 1 o 2 frutas rebanadas como plátano, papaya, mango, durazno, chabacano, aguacate, naranja, mandarina, moras, manzanas dulces o piña.
> ½ taza de verduras como espinaca, col rizada, col china, lechuga mantecosa, lechuga romana o cabezas de rábano.

Probióticos

Los probióticos son esenciales para la salud del sistema inmune de mujeres embarazadas. Las que suelen consumirlos reportan mayor energía y salud, tanto en ellas como en sus hijos. El uso de probióticos es ideal antes de la concepción, durante el embarazo y la lactancia. También los bebés que no son alimentados con leche materna pueden tomarlos en su mamila.

Licuados verdes
sin plátano

El humilde plátano es uno de los ingredientes básicos para muchas personas que toman licuados. Es más, hay quienes dicen que se llegan a comer ¡30 plátanos al día! Sin embargo, a otras personas no les gusta comer esta fruta, por estar comercialmente hibridada o por ser alta en glucémicos. A algunos más, los plátanos simple y sencillamente no les gustan.

Yo soy una fanática de los plátanos. Dan a los licuados una textura consistente y suave que de otra forma es muy difícil de conseguir, sobre todo si se utilizan congelados, lo cual le aporta al licuado un estilo como de helado. Sin embargo, muchas personas me pusieron el reto de crear recetas sin plátano, y en 2011 no me quedó otra opción, pues el huracán *Yasi* barrió con Queensland y mermó casi por completo su producción. Pagar 20 dólares por seis plátanos no me pareció nada divertido, así que ingeniármelas sin ellos durante todo un invierno resultó ser un reto interesante.

Sin una fruta o algún ingrediente que le dé consistencia al licuado, éste parecerá más bien un jugo denso, y es probable que no te llene. Esto es muy importante si el licuado se vuelve una comida completa para ti, por ejemplo, si es tu desayuno. Por eso, para espesar un licuado sin plátano, utiliza una fruta rica en fibra soluble, como:

- Ciruelas
- Cítricos (completos y pelados)
- Kiwi
- Mango
- Manzanas (con cáscara)

- ✔ Fresas
- ✔ Moras (frescas o congeladas)
- ✔ Peras (con cáscara)
- ✔ Semillas de chía

Las moras congeladas están disponibles todo el año; las moras azules son excelentes porque no tienen semillas pequeñas que puedan atorarse entre tus dientes. Sorprendentemente, las moras azules pueden darle consistencia a tus licuados, de manera similar a las semillas de chía. Estas últimas también son fantásticas para espesar tu licuado. Puedes remojarlas previamente para obtener gel o añadirlas secas al licuado; de cualquier forma se romperán. Utiliza una o dos cucharadas por cada porción.

Para conseguir una textura cremosa, funcionan muy bien los ingredientes con grasa, como aguacate, semilla de cáñamo, aceite de nuez o carne de coco. Si el licuado no resulta ser suficientemente dulce, le puedes agregar cualquier endulzante que elijas.

Recetas de licuados sin plátano para la primavera

1 ½ tazas de melón
1 taza de fresas sin hojas
1 taza de agua
Verduras
....

1 taza de quinotos (enteros)
1 manzana
1 pepino libanés
1 cucharadita de extracto de vainilla
1 taza de agua
Perejil
....

2 naranjas peladas
1 lima pelada
½ aguacate
1 ½ tazas de jugo de naranja

Berros

....

1 taza de carambola
½ taza de carne de coco tierno
1 ½ tazas de agua de coco
Cilantro

....

1 taza de uvas rojizas peladas
2 mandarinas peladas
La cáscara y la pulpa de 1 limón
½ aguacate
Verduras
Endulzante al gusto

Recetas de licuados sin plátano para el verano

2 tazas de chabacano
½ cucharadita de canela molida
¼ cucharadita de cardamomo molido
1 cucharadita de extracto de vainilla
1 ½ tazas de leche de almendras
Verduras

....

1 ½ tazas de moras
Carne y agua de 1 coco tierno
Un puñado chico de albahaca
Espinaca

....

1 ½ tazas de uvas (cualquier variedad)
2 tazas de melón (cualquier variedad)
Verduras

....

1 mango
2 naranjas peladas

Recetas de licuados sin plátano para el otoño

4 higos frescos
1 taza de frambuesas
1 ½ tazas de agua o leche de nuez o semilla
Albahaca
Espinaca

....

1 ½ tazas de melón verde
1 taza de uvas verdes
1 taza de agua
Menta u otras verduras

....

3 peras
1 cucharadita de canela molida
⅛ de cucharadita de clavo molido
½ cucharadita de cardamomo molido
1 pizca de jengibre fresco
1 cucharadita de vainilla
1 ½ tazas de leche de almendras
Verduras

....

2 o 3 nectarinas
La pulpa de 2 limones
La cáscara de 1 limón
1 pizca de jengibre fresco
1 ½ tazas de agua
Verduras
Endulzante al gusto

....

3 naranjas peladas
Jugo de 1 granada grande o 2 granadas pequeñas*
1 taza de agua o leche de nuez o semilla
Perejil

* Para exprimir las granadas, pélalas y lícualas, luego cuélalas con una estopilla.

Recetas de licuados sin plátano para el invierno

1 taza de carne de tamarillo
¼ de taza de pasas, remojadas la noche anterior
1 cucharadita de extracto de vainilla
1 ½ tazas de leche de almendras
Verduras

....

La carne y el agua de un coco tierno
1 taza de piña, con todo y corazón
1 pizca de jengibre fresco
Verduras

....

½ taza de carne de coco tierno
El jugo de 1 granada grande o 2 granadas chicas*
2 tazas de leche de nuez o 2 tazas de agua con 2 cucharadas
    de aceite de nuez
Verduras

Receta destacada

La doctora Ritamarie Loscalzo (www.greensmoothiecleanse.
com) es una líder y autoridad en asuntos de salud y nutrición.
Es escritora, conferencista y promotora de la salud con más de
dos décadas de experiencia fomentando la salud a través de la
educación, la inspiración y los cuidados personales. Este delicioso licuado es su receta de cabecera:

1 taza de mango fresco o congelado
1 taza de piña fresca o congelada
1 taza de papaya fresca o congelada

---

* Para exprimir las granadas, pélalas y lícualas, luego cuélalas con una
estopilla.

El agua y la carne de 1 coco tierno
1 pizca de jengibre fresco
Jugo de 1 limón o 2 limas
Cuantas verduras sea posible

....

2 peras
1 manzana
½ cucharada de nuez moscada
1 ½ tazas de leche de almendras
Col o col rizada

....

4 naranjas y/o tangelos pelados
1 taza de jugo de hinojo
1 o 2 cucharadas de semillas de chía
Cabezas de hinojo
1 taza de agua
Verduras
Pulpa de maracuyá, para añadir cuando el licuado
    esté servido

....

½ taza de lichis pelados y deshuesados
½ taza de leche de almendras
Menta

Licuados para intolerantes a la fructosa

Un diagnóstico de mala absorción de la fructosa puede ser frustrante porque ya no se pueden comer alimentos tan comunes como miel, cebolla, ajo, manzana y pera. Esta condición se debe a que el cuerpo no puede absorber la fructosa a través del intestino delgado, lugar donde, en un organismo sano, ésta sería transportada hacia el hígado para metabolizarse. En lugar de eso, una gran cantidad de fructosa se queda acumulada en el intestino, donde se fermenta y causa dolor abdominal, gases, hinchazón, diarrea o estreñimiento. Esta condición puede manifestarse como síndrome del colon irritable y coexistir con dicho padecimiento.

Quienes padecen mala absorción de la fructosa deben llevar una dieta que elimine los fructanos (largas cadenas moleculares de este nutriente), así como los alimentos con una alta proporción de fructosa con respecto a la glucosa.

Algunos de los ingredientes que se utilizan comúnmente en los licuados, y que no pueden comer estas personas, son: manzana, pera, sandía, guayaba, melón verde, mango, pera nashi, papaya, membrillo, carambola, cereza, uva, pérsimo, lichi, frutas deshidratadas, coco, miel y néctar de agave. Tampoco se permite el consumo de jugos de frutas, concentrados de jugo, ates, mermeladas o frutas en almíbar.

Los ingredientes que sí se permiten son:

- Frutas con hueso: chabacano, nectarina, durazno, ciruela.
- Moras: mora azul, zarzamora, mora de Boysen, arándano, frambuesa, fresa.

- Cítricos: quinoto, toronja, limón, lima, mandarina, naranja, tangelo.
- Otras frutas: plátano maduro, yaca, kiwi, maracuyá, piña, tamarillo.

Al parecer, existe una variedad de opiniones en cuanto a la pertinencia del uso de nueces, verduras y endulzantes como stevia, azúcar morena y xilitol. Para que no haya lugar a dudas, en las siguientes recetas he evitado el uso de endulzantes, nueces y leches de nuez o semilla, y no menciono verduras específicas. Si tú padeces esta condición, es probable que sepas qué es lo que puedes y lo que no puedes comer, según tu grado de sensibilidad:

Recetas bajas en fructosa

2 plátanos
1 taza de moras
1 ½ tazas de agua
Verduras

....

1 plátano
½ piña, con todo y corazón
1 ½ tazas de agua
Verduras

....

2 tazas de cítricos dulces y pelados
1 taza de moras azules
2 cucharaditas de semillas de chía
1 taza de agua
Verduras

....

1 taza de chabacano o durazno
1 plátano
½ cucharadita de cardamomo molido
½ cucharadita de canela molida
1 cucharadita de extracto de vainilla

1 ½ tazas de agua
Verduras

....

3 plátanos
½ cucharadita de nuez moscada
1 cucharadita de extracto de vainilla
1 ½ tazas de agua
Verduras

....

1 taza de carne y semillas de tamarillo
La carne y la cáscara de ½ lima
1 aguacate
1 ½ tazas de agua
Verduras

....

2 tazas de cítricos dulces y pelados
½ aguacate
1 toronja pelada
1 durazno
1 ½ tazas de agua
Verduras

....

2 plátanos
La cáscara de 1 limón
1 taza de frambuesas
1 ½ tazas de agua
Verduras

....

1 pepino libanés
1 taza de fresas sin hojas
1 kiwi (con todo y cáscara para que tenga más fibra)
1 taza de agua
Verduras

....

2 kiwis
1 naranja pelada
1 pizca de jengibre fresco
1 aguacate

1 ½ tazas de agua
Verduras
Pulpa de 1 o 2 maracuyás, que se sirve al final

....

½ piña mediana, con todo y corazón
1 lima pelada
2 cucharadas de semillas de chía

Quisquillosos
con la fruta

Tengo una amiga cuyo sistema digestivo es muy sensible a la fibra; se muere de ganas de comer frutas y verduras por razones nutritivas. Además, es hipoglucémica, por lo que necesita que sus licuados tengan un alto contenido de proteínas. Después de algunos experimentos, diseñamos para ella estas recetas que le caen bastante bien y, lo más importante, le permiten comer frutas y verduras sin causarle molestias. Como muchos otros, ella ha descubierto que las frutas y las verduras son mucho más fáciles de digerir cuando se licuan. Un licuado mal licuado no le funciona. Mientras más espeso sea, mejor. Si es muy líquido, su digestión será muy rápida y puede provocar diarrea.

Si quieres seguir una dieta baja en fructosa y azúcar, utiliza estas recetas, siempre y cuando no seas vegano o intolerante a la lactosa. Es importante aclarar que estos licuados tienen ingredientes animales y contienen sólo una pequeña cantidad de frutas con un promedio adecuado de glucosa y fructosa.

Para hacerlos, combina algunas de las siguientes opciones de frutas:

½ plátano grande, ½ mango chico, 2/3 de taza de cualquier mora, 1 durazno grande, 2 chabacanos o 1 nectarina grande

1 taza de un buen yogurt probiótico, yogurt de oveja o de cabra, o kéfir

1 o 2 cucharadas de suero proteínico en polvo, o el producto Sunwarrior Raw Vegan Protein Powder o de 1 a 2 huevos orgánicos de granja

3/4 a 1 taza de verduras, ¼ de cucharadita de hojas de stevia, 1 cucharadita de canela

Superalimentos

Los superalimentos son supernutritivos, pues no contienen sólo uno o dos nutrientes, sino muchos. Yo procuro usar lo que llamo "superalimentos completos". Si bien los superalimentos de mi *top 10* no saben bien en los licuados, la mayoría de ellos sí. Entre ellos están la quinoa, semillas de chía, algas marinas, coco, limón, betabel, lentejas, verduras de hoja verde, aguacate y moras. Todos estos ingredientes están repletos de nutrientes y son muy fáciles de incorporar a cualquier dieta para asegurar que se consumen suficientes vitaminas, minerales, antioxidantes, grasas esenciales y todos los aminoácidos esenciales.

También soy fanática de las fórmulas y polvos superalimenticios tales como el polvo de maca, el polvo de cacao crudo, el polvo Gubinge (hecho de ciruela kakadu, que contiene mucha vitamina C), microalgas, el superalimento probiótico fermentado In-Liven, el suplemento Berry Radical y los hongos medicinales.

Otros superalimentos que son amigables con los licuados verdes son el polvo de lúcuma, el polvo de mezquite, el noni, las bayas goji, acai y maqui, el mangostino, el polen de abeja y las semillas de cáñamo.

Se pueden añadir superalimentos extra a un licuado verde, aunque a veces afectan su sabor. Por ejemplo, el cacao crudo, el mezquite en polvo, la maca y el noni tienen un sabor muy fuerte, mientras que los polvos de algas o bayas tienen un gusto moderado y los probióticos y los polvos de vitamina C no saben a nada. El reto con los superalimentos de sabor fuerte es usar pequeñas cantidades, encontrar combinaciones que diluyan o complementen su sabor o, sencillamente, tolerarlos; un licuado que podría rayar en lo desagradable.

La mayoría de las personas que toman regularmente licuados verdes, sobre todo en el desayuno, los aprovechan como un recurso para incorporar a su dieta una serie de superalimentos y complementos. Como mínimo, yo siempre les pongo In-Liven a los míos y, en algunas ocasiones, llego a incorporar cuatro o cinco productos como polen de abeja, polvos antioxidantes, minerales coloidales como el sílice o el magnesio, vitamina C en polvo y microalgas. Siempre varío las cosas que incluyo, dependiendo de qué es lo que creo que necesito, de cuánto tiempo dispongo, cómo quiero que sepa mi licuado, y qué es lo que tengo a la mano. Como verás, ¡no hay reglas fijas!

Recetas con superalimentos

¼ de taza de bayas goji previamente remojadas
1 taza de moras frescas o congeladas
1 cucharada de cacao crudo en polvo
La carne y el agua de 1 coco tierno
1 cucharadita de aceite de coco derretido
    (esto añádelo al final)
Verduras
....

2 plátanos
½ aguacate
2 cucharadas de cacao crudo en polvo
2 cucharaditas de algas AFA
1 ½ tazas de agua
Verduras
....

¼ de taza de betabeles en cubo
1 taza de cerezas deshuesadas
La cáscara de ½ limón
½ aguacate
1 ½ tazas de leche de nuez o semilla
Verduras
....

2 plátanos
La carne de 1 coco tierno

1 cucharada de miel sin procesar
1 cucharada de polen de abeja
1 ½ tazas de agua
Verduras

....

1 taza de moras
1 naranja pelada
4 cucharadas de semillas de cáñamo
1 ½ tazas de agua
Verduras

....

1 plátano
2 cucharadas de semillas de chía
1 cucharadita de canela molida
2 cucharaditas de extracto de vainilla
1 cucharada de maca en polvo
3 tazas de leche de almendras
Verduras de sabor suave

....

¼ de taza de betabel en cubos
2 peras
1 cucharada de cacao crudo en polvo
4 cucharadas de semillas de cáñamo
1 ½ tazas de agua o leche de nuez o semilla
Verduras

....

1 plátano
1 taza de piña, con todo y corazón
2 cucharadas de microalgas
1 ½ tazas de agua
Cilantro

....

1 cucharada de lecitina de soya
2 o 3 plátanos
1 cucharadita de canela molida
2 cucharaditas de mezquite en polvo
1 ½ tazas de leche de semilla de girasol
Verduras

....

La carne y el agua de 1 coco tierno
1 limón en cuartos
1 cucharada de miel sin procesar
1 cucharada de polvo de lúcuma
Verduras

....

2 tazas de cerezas deshuesadas
1 cucharada de baya maqui o acai en polvo
1 ½ tazas de leche de nuez o semilla
Verduras

Receta destacada

Para aquellos que hayan escuchado de él, David *Aguacate* Wolfe (www.davidwolfe.com) es un experto en alimentos crudos y superalimentos. Sin embargo, lo que muy pocos saben es que tiene una maestría en nutrición y conocimientos en ciencia e ingeniería mecánica. Es considerado una de las máximas autoridades en salud natural, belleza, nutrición, herbolaria, chocolate y superalimentos orgánicos. David, además, es un exitoso conferencista en temas referentes a la salud y el éxito, y ha impartido más de dos mil pláticas desde que empezó su carrera como conferencista a finales de los años noventa. Personalmente lo conozco desde que visitó Australia entre 2010 y 2011, y siempre ha sido inspirador poder estar cerca de él y escucharlo.

Amablemente, David nos permitió utilizar una de sus recetas.

LICUADO VERDE CON MORAS
Y SUPERALIMENTOS:
½ taza de moras azules
½ taza de frambuesas
1 puñado de bayas goji
La carne y el agua de 1 coco tierno

1 cucharada de cacao en polvo
1 cucharada de maca en polvo
1 cucharada de semillas de cáñamo
1 cucharada de hongos reishi en polvo (micelio)
El gel de una hoja de 10 cm de áloe vera
Espirulina y/o suplemento E3Live de algas verdiazules AFA
    y/o fitoplancton marino (la cantidad que se indique en el
    frasco)*
Verduras de hoja verde de tu preferencia
½ a 1 taza de agua de manantial
Miel sin procesar, para endulzar al gusto

Licua todos los ingredientes excepto el agua y la miel. Añade el agua poco a poco hasta que el licuado tenga la consistencia que tú prefieras. También incorpora la miel poco a poco hasta que la dulzura del licuado sea de tu agrado.

---

* David aconseja usar espirulina durante los meses más cálidos del año (porque es un ingrediente refrescante), y las algas verdiazules y el fitoplancton en los meses fríos (porque calientan).

Jugos de verduras licuados

A menudo escucho personas que quieren obtener los beneficios de los licuados verdes, por ejemplo la fibra, pero que no están dispuestas a tomarse un licuado entero porque les parece demasiado llenador. Estoy completamente de acuerdo, pues yo misma batallo todos los días para terminarme un cuarto de litro. Durante el desayuno me tomo la mitad de un cuarto, pero en la comida y en la cena se me antoja comer de verdad (ya sabes, morder y masticar). Sin embargo, siempre quiero los nutrientes que un cuarto completo de licuado me brinda.

Una de las soluciones que me han funcionado es licuar puras verduras para hacer jugo, o licuar verduras con frutas muy jugosas como la sandía; también se puede licuar un poco de frutas con agua y verduras. Suelo beber estos jugos antes de la comida y la cena, y a menudo les pongo limón para ayudar a mi aparato digestivo.

Para hacer estos jugos, puedes utilizar un exprimidor tradicional y luego usar la licuadora para licuar las verduras. Puedes utilizar cualquier tipo de líquido, ya sea jugo, agua, agua de coco o leche de alguna nuez o semilla. Más aún, hacer jugo de verduras licuadas es una buena forma de incorporar verduras que no saben muy bien en los licuados, como hinojo, apio, zanahoria o betabel.

Si quieres utilizar hielo, necesitas una licuadora potente del tipo Thermomix, Blendtec o Vitamix, que son las mejores. El hielo te ayudará a mantener baja la temperatura del jugo en la Vitamix o Blendtec; en el caso de Thermomix esto no es necesario.

Recetas para jugos licuados

Si utilizas hielo, reduce la cantidad de líquido proporcionalmente:

3 ½ tazas de jugo de piña y pepino
Menta
Espinaca

....

3 tazas de sandía
½ taza de agua
Verduras

....

1 limón en cuartos
La cáscara de 1 limón
3 ½ tazas de jugo de manzana
Perejil

....

½ taza de moras azules
3 ½ tazas de jugo de naranja o tangelo
Verduras

....

3 ½ tazas de jugo de hinojo y manzana
Cabezas de hinojo
Espinaca

....

3 ½ tazas de jugo de apio, zanahoria y betabel
Verduras

....

2 cucharaditas de mezcla instantánea de especias chai
(ve la página 234)
2 tazas de jugo de zanahoria
1 ½ tazas de leche de nuez
Hojas de borraja

....

3 ½ tazas de leche de nuez con sabor a vainilla
Col china o cabezas de rábano
Verduras

....

1 pizca de jengibre fresco
3 ½ tazas de jugo de pepino
Verduras

....

3 ½ tazas de agua de coco
Verduras
....

Esta última receta tiene 55% de agua de coco y 45% de verduras. La sangre está hecha de plasma y glóbulos sanguíneos. El plasma se conforma de 55% de fluido y en su gran mayoría éste es agua (90% por volumen), además de contener disueltas diversas proteínas, glucosa, iones minerales, hormonas, dióxido de carbono, plaquetas y glóbulos blancos y rojos. Los glóbulos rojos son los más abundantes y contienen hemoglobina, una proteína con un alto contenido de hierro. La versión vegetal de la hemoglobina es la clorofila, pigmento verde que contiene magnesio en lugar de hierro. Tanto la hemoglobina como la clorofila son necesarias como fuentes de energía. El agua de coco tiene una estructura muy similar al plasma sanguíneo, y en tiempos de guerra se ha llegado a utilizar como su sustituto. En fin, ésta es una manera muy científica de decirte que, al combinar 55% de agua de coco y 45% de verduras tendrás un licuado sanguinariamente grandioso.

Simple
y sorprendente

Los licuados verdes pueden ser muy complicados. Pueden llegar
a tener tantos ingredientes que el resultado sea una mezcolanza
de sabores inidentificables. Si tú eres como yo y quieres que tus licuados verdes:

1) sepan bien,
2) tengan un buen número de ingredientes, y
3) sepan a las cosas que les pones,

entonces las siguientes recetas son para ti.

Recetas de licuados simples
A menos que se indique lo contrario, utiliza alrededor de 1½ a 2 tazas
de frutas o carne de coco, 1½ tazas de agua o leche de alguna nuez o
semilla, y la variedad y cantidad de verduras que tú elijas.

> Plátano
> Agua de coco
> Verduras
> ....

> Fresas
> Carne de coco tierna
> Agua
> Verduras
> Endulzante al gusto
> ....

Duraznos
Frambuesas
Agua
Verduras

....

3 ½ tazas de sandía
Menta
Verduras
(Sin agua ni leche)

....

Piña
Plátano
Agua
Menta

....

Plátano
1 o 2 cucharaditas de mezcla instantánea de especias chai
 (ve la página 234)
Leche de nuez
Verduras

....

Naranjas
Mango
Agua
Verduras

....

Papaya
Plátano
Agua
Verduras

....

Plátano
1 o 2 cucharaditas de cacao crudo en polvo
Agua
Menta

....

Limones enteros
Miel

Agua
Verduras
....
Melón
Agua
Verduras
....
Mandarinas
4 cucharadas de semilla de cáñamo
Agua
Verduras
....
Plátano
Moras azules
Agua
Verduras
....
3 tazas de melón verde
½ taza de cubos de hielo
Menta
Verduras
....

Y a continuación, el licuado más sexy de la historia mundial...

2 plátanos congelados y en rebanadas
1 mango
El agua de 1 coco tierno
1 cucharadita de extracto de vainilla
Acelga o espinaca

Licuados verdes salados

Para cualquiera que desee obtener los beneficios de los licuados verdes sin utilizar frutas dulces, las siguientes recetas son ideales. Lo anterior puede deberse al deseo de reducir el consumo de azúcar para la pérdida de peso o el tratamiento contra la candidiasis. Además, estos licuados se pueden tomar durante la comida o en la cena.

A estos licuados también los podríamos llamar sopas crudas, y pueden resultar tan espesos que se pueden comer con cuchara. Para espesarlos, usa menos agua de lo normal y añádeles más verduras o semillas de chía. Luego, déjalos reposar durante una hora para que se asienten.

Algunas de estas recetas contienen hielo para poder licuar las verduras más fibrosas. Si prefieres que el licuado verde esté caliente, licua durante más tiempo, alrededor de tres minutos, para que la fricción de la licuadora lo caliente. Si utilizas Thermomix, el licuado no se calentará con la fricción, así que ajústala a 37°C por un par de minutos para calentarla y retener las enzimas.

Recetas saladas

Prueba alguna de las siguientes recetas de licuados salados a cualquier hora del día:

> 1 taza de jitomates
> 1 aguacate
> 1 ½ tazas de jugo de hinojo y/o apio

4 ramos de albahaca
1 puñado de espinaca
....
2 jitomates deshidratados, previamente remojados
2 tazas de jitomates
1 limón chico pelado
½ taza de cubos de hielo
½ taza de agua
3 tallos de apio (sólo la mitad superior) con todo y hojas
1 chorrito de Bragg's Liquid Aminos o salsa tamari
1 pizca de pimienta de cayena
Pimienta negra molida
....
1 taza de jitomates cherry
1 pimiento amarillo
½ aguacate
¼ de cucharada de cúrcuma
1 pizca de pimienta de cayena
Un chorrito de jugo de limón
1 ½ tazas de agua
6 tallos de col china, o 3 o 4 hojas de col napa
   o wombok
....
½ taza de chícharos
1 aguacate
El jugo de ½ limón
½ taza de cubos de hielo
1 taza de agua
1 o 2 puñados de hojas de chícharo
1 pizca de sal
2 o 3 ramos de menta
....
¼ de taza de betabel en cubo
1 manzana verde
⅛ de cebolla morada
El jugo de ½ limón
1 ½ tazas de agua

½ taza de cubos de hielo
2 cucharadas de tahina
1 puñado de cilantro
....
1 taza de jitomates
1 pimiento morrón rojo
½ diente de ajo
1 ½ tazas de agua
2 cucharadas de aceite de oliva
1 manojo de romero
1 manojo de orégano
Un buen puñado de perejil
Sal y pimienta al gusto
....
½ cucharada de semillas de hinojo molidas
1 hinojo chico con cabeza
1 pepino libanés
La cáscara de ½ naranja o limón
El jugo de 1 naranja
3 cucharadas de aceite de oliva
1 taza de agua
½ taza de cubos de hielo
1 manojo de estragón
1 o 2 puñados de espinaca o acelga
¼ de cucharada de sal
Una pizca de pimienta negra molida
Usa 1 ½ tazas de agua y stevia para un licuado
   completamente libre de fruta
....
1 taza de raíz de apio en cubos
1 manzana verde
1 ½ tazas de leche de almendras
½ taza de cubos de hielo
1 puñado de perejil
1 pizca de sal y pimienta
....
1 aguacate
1 pepino

La cáscara de 1 lima
2 limas peladas
1 ½ tazas de agua
2 puñados de berros, o bien 4 o 5 hojas de col
Stevia al gusto si está agrio o amargo

Receta destacada

Leisa Wheeler, fundadora de Embracing Health (www.embra cinghealth.com.au), es una naturópata que se especializa en desórdenes hormonales de fatiga. Ella dirige retiros de desin-toxicación, sanación y alimentos crudos en Bali y en Australia, y utiliza los licuados verdes como parte de su programa. Ésta es una de sus recetas saladas favoritas:

½ taza de arúgula
½ taza de berros
1 taza de col rizada
1 pepino
1 zanahoria
1 betabel
2 tallos de apio
½ limón
1 pizca de pimienta de cayena
1 pizca de sal de mar
1 chorrito de salsa tamari
2 tazas de agua
....
3 cucharadas de semillas de chía
1 taza de jugo de zanahoria
1 taza de leche de almendras
1 taza de cubos de hielo
1 puñado de cilantro
1 pizca de sal

Sólo postres

¿Quién dice que los licuados verdes no pueden ser tan dulces que nos recuerden el postre de nuestro café o restaurante favorito? A pesar de nuestra dieta libre de azúcares y gluten, el inglés de mi esposo todavía anhela que volvamos a comer una tarta banoffee (tarta de plátano y dulce de leche, un receta tradicional inglesa) y *cheesecake*. Las siguientes recetas se las dedico a él y a todos los fanáticos de los postres que no se pueden imaginar una vida sin dulces.

Todas las recetas son cremosas. Para que este tipo de licuados sepan como un verdadero postre, se usan verduras de un sabor más suave como la espinaca o la acelga, y no en grandes cantidades. Si quieres obtener un color que no sea verde, por ejemplo el rosa de un *cheesecake* de fresa, entonces necesitas usar verduras que sean de un color más pálido. Algunas verduras pálidas son la col china bebé, las cabezas de rábano, las hojas y flores de borraja, la lechuga mantecosa, la berza y la col napa. Yo sé que esto suena extraño pero es muy divertido. Todas las recetas están pensadas para dos vasos grandes o cuatro vasos pequeños.

TARTA BANOFFEE

Licua y espolvorea un poco de mezquite en polvo.

- 3 o 4 plátanos congelados
- 2 dátiles (sobre todo si son medjool), remojados la noche anterior, o 2 cucharadas de jarabe de maple
- 4 cucharadas de mezquite en polvo
- 1½ tazas de leche de almendras
- Verduras de color pálido y sabor suave

TIRAMISÚ

- 1 ½ tazas de teeccino tostado frío (u otro sustituto de café libre de cafeína)
- 2 peras congeladas en rebanadas
- 1 taza de helado de vainilla sin procesar (ve la página 233)
- 1 cucharada de cacao crudo en polvo
- Verduras de sabor suave

Licua y sirve con chocolate rallado.

CHEESECAKE DE FRESA

- ½ taza de nueces de macadamia
- 1 taza de fresas congeladas sin hojas y partidas a la mitad
- 1 taza de fresas deshidratadas
- 1 ½ tazas de agua de coco
- La cáscara de ½ limón
- Verduras de color pálido y sabor suave

Licua y sirve acompañando con una fresa grande en cada vaso.

SELVA NEGRA

- 1 ½ tazas de moras azules congeladas o cerezas deshuesadas
- 1 taza de helado de vainilla sin procesar (ve la página 233)
- 2 cucharadas de cacao crudo en polvo
- 4 dátiles (sobre todo si son medjool) previamente remojados, o 4 cucharadas de néctar de agave, miel o jarabe de maple
- 1 cucharada de leche de avellana
- 2 cucharadas de extracto de vainilla
- 1 pizca de sal
- Verduras

Licua y sirve con gotitas de ganache* de chocolate sin procesar.

•GANACHE DE CHOCOLATE SIN PROCESAR

Bate primero el cacao y el endulzante y luego incorpora el aceite. Puedes hacer una mayor o menor cantidad de ganache si mantienes la equivalencia de los ingredientes. El ganache se puede conservar sin tener que refrigerarse; para estar líquido necesita calentarse a más de 24 °C. Si se enfría a menos de 18 °C, permanecerá sólido.

- ¼ de taza de cacao crudo en polvo
- ¼ de taza de miel, néctar de agave o jarabe de maple
- ¼ de taza de aceite de coco derretido
- 1 pizca de sal

Este licuado también lo puedes servir con la crema orgánica de coco y chocolate de Loving Earth's.

PAY DE LIMÓN

Licua y sirve con cáscara de limón rallada.

- 2 plátanos congelados
- ½ aguacate
- La cáscara de 2 limones
- 1/3 de taza de jugo de limón
- 1 ½ tazas de leche de almendras
- 2 cucharadas de miel sin procesar
- Verduras de color pálido y sabor suave

PASTEL DE NARANJA Y SEMILLAS DE AMAPOLA

Licua todos los ingredientes excepto las semillas de amapola. Después, agrega las semillas y bate suavemente, con la velocidad baja o a mano. Sirve decorando los vasos con más semillas y con cáscara de naranja.

- 1 naranja pelada, congelada y en gajos
- La cáscara y la pulpa de 1 naranja pelada
- 2 cucharadas de néctar de agave o miel
- 2 cucharadas de semillas de amapola
- ½ aguacate
- 1 ½ tazas de leche de almendra
- Verduras de color pálido y sabor suave

TARTA MELBA*

- 2 o 3 duraznos grandes y maduros
- 1 cucharada de extracto de vainilla o media vaina de vainilla
- 1 taza de helado de vainilla sin procesar (ve la página 233)
- 1 taza de agua (o cubos de hielo si prefieres que quede más espeso)
- Verduras de color pálido y sabor suave

Licua por 1 o 2 minutos.

* SALSA DE FRAMBUESA:

- 1 taza de frambuesas
- 2 cucharadas de miel, néctar de agave o jarabe de maple
- Un chorrito de jugo de limón

Licua hasta que estén bien combinados.

Con una cuchara, mezcla suavemente la salsa de frambuesa para que contraste con el licuado, y añade mucha salsa encima. Debes utilizar la salsa en las 24 horas siguientes o refrigerarla en una charola para hielos.

Muchas gracias Adele McConnell de www.vegiehead.com por las siguientes dos recetas.

COPA DE CREMA DE CACAHUATE

- 2 plátanos congelados y en rebanadas
- 2 o 3 cucharadas de crema de cacahuate
- 1 cucharada de cacao crudo en polvo
- 1 taza de cubos de hielo
- 1 taza de leche de semillas de girasol o de calabaza
- Espinaca

Lícualo y sírvelo con cacahuates. Utiliza crema de nuez si no consigues crema de cacahuate.

EMPAREDADO DE CHOCOMENTA

Licua y sirve con chocolate de menta rallado.

- 2 plátanos congelados y rebanados
- 2 cucharadas de cacao crudo en polvo
- 1 taza de cubos de hielo
- 2 gotas de aceite esencial de menta
- 2 cucharadas de néctar de agave
- 1 ½ tazas de leche de almendras
- 1 taza de col rizada rallada

HELADO DE VAINILLA SIN PROCESAR

Licua todos los ingredientes hasta que estén bien combinados. Es probable que necesites detener la licuadora un par de veces para incorporar en la mezcla lo que vaya quedando a los lados. Si queda muy espeso, añade más líquido. Vierte la

- 1 ½ tazas de anacardos, previamente remojados por 4 horas
- ½ tazas de carne de coco tierno
- 2 tazas de agua de coco tierno
- 1 taza de néctar de agave y/o jarabe de maple
- 2 vainas de vainilla partidas en cuatro partes
- 1 pizca de sal

crema en charolas para hielo y congélala. Una vez que esté bien congelada, saca los hielos y ponlos en otro contenedor o en una bolsa y guárdalos en el congelador para añadir placer a tus licuados cuando lo necesites. Para servirlo como helado, refrigera la crema y viértela en una máquina para hacer helado, o licua los hielos a alta velocidad hasta que adquieran la consistencia de un helado cremoso.

Variación de helado de verduras: haz el helado de vainilla y añádele dos cucharadas de verduras en polvo. Puedes usar el suplemento Deep Green Alkaliser, Vital Greens, o polvo de pasto de cebada, y/o té verde matcha en polvo.

SORBETE DE VERDURAS*

- 3 tazas (750 gramos) de gajos de naranja y pedazos de piña
- 2 cucharadas de endulzante como xilitol, miel, jarabe de maple o néctar de agave
- 1 taza (250 gramos) de leche de almendras
- 1 o 2 puñados de espinaca

Para hacer en una Thermomix: congela la leche de almendras en charolas para hacer hielos. Corta las frutas en pequeños pedazos y congélalos. Añade la espinaca junto con $1/4$ de taza de agua y lícualas en velocidad 5 hasta que adquieran consistencia de puré. Añade $3/4$ partes de la leche congelada, las frutas y el endulzante. Licua en velocidad 9 por 20 segundos. Agrega el resto de la leche y la fruta y, con la ayuda de una espátula, licua en velocidad 9 durante otros 40 segundos o hasta que esté bien combinado y tenga la consistencia de un sorbete. Sirve de inmediato.

MEZCLA INSTANTÁNEA DE ESPECIAS CHAI

- 2 cucharadas de canela
- 1 cucharada de jengibre molido
- 1 cucharada de cardamomo molido
- 1 cucharada de anís estrellado molido
- $1/2$ cucharada de clavo molido
- $1/4$ de cucharada de pimienta negra molida

Mezcla los ingredientes y guárdalos en un frasco de vidrio. También se pueden usar especias con cáscara (excepto el jengibre). Si añades otra especia con cáscara, asegúrate de que pones una cantidad equivalente a las de arriba y muélelas en un mortero o molinillo.

Leches de nueces
y semillas

La leche de nueces y semillas se puede hacer de dos formas. La manera más sencilla es licuar crema de nueces con agua. La manera más elaborada implica remojar las semillas o las nueces, licuarlas con agua y colarlas para separar la leche de la fibra.

La segunda opción es la más saludable, y comer nueces y semillas después de que han sido remojadas es muy bueno para nuestro sistema digestivo e incrementa el aprovechamiento de nutrientes. Remojar ayuda a desactivar las sustancias que naturalmente impiden a las semillas crecer, en particular los inhibidores de la proteasa (una enzima que ayuda a romper las proteínas). Remojar también ayuda a que se remuevan antinutrientes como los fitatos que interfieren con la absorción de los minerales, aunque éste es un problema de los granos más que de las nueces o de las semillas. Cuando un grano, como el arroz o la quinoa, se remoja para su cocción, la adición de un acidulante como el jugo de limón o algún suero contribuye a la remoción de los fitatos. En el caso de las semillas y las nueces, poner sal al agua en la que se remojan contribuye a remover los inhibidores de la proteasa.

No existe un consenso en cuanto al tiempo que las nueces y semillas se deben dejar en el agua, y algunos opinan que no es necesario remojar ciertas nueces muy grasosas, como la macadamia. Si tienes tiempo, deja que se remojen de la mañana a la tarde, o durante toda la noche. No te recomiendo que remojes los anacardos por más de cuatro horas, pues se pueden volver algo viscosos; además, asegúrate de usarlas de inmediato porque se pueden echar a perder bastante rápido. Otras nueces y semillas remojadas se pueden almacenar por un día en el refrigerador; sin embargo, te recomiendo que no dejes pasar mucho tiempo para convertirlas en leche o deshidratarlas (en un deshidratador a una temperatura de 48 °C o en un horno en la temperatura más baja y con la puerta entreabierta por más de 24 horas).

Puedes remojar las siguientes semillas y nueces para hacer leche: almendras, nueces de Brasil, avellanas, semillas de girasol, semillas de calabaza, semillas de ajonjolí, nueces de macadamia, pistaches, piñones, pacanas, nueces, cacahuates y anacardos. A continuación te presento una serie de consejos para hacer la mejor leche de nueces y semillas:

- Remoja las nueces de macadamia, los anacardos, los pistaches y los piñones de 2 a 4 horas.
- Remoja las almendras, las nueces de Brasil, las avellanas, las semillas de girasol, las semillas de calabaza, las semillas de ajonjolí, las pacanas, las nueces y los cacahuates durante toda la noche o todo un día, y añádele al agua ½ cucharadita de sal por cada taza de nuez o semilla.
- Para la leche de semilla de cáñamo, no remojes la semilla, sólo lícuala directo en el agua. Usa entre dos cucharadas y ½ taza de semillas por cada 4 tazas de agua.
- Una vez remojadas, seca y enjuaga las nueces o las semillas muy bien.
- Mezcla una copa de nueces o semillas por entre 3 y 6 tazas de agua, según la consistencia que quieras que tenga tu leche, así como tu presupuesto. Lícualo todo durante 1 o 2 minutos a velocidad alta.
- Cuela el contenido sobre un tazón grande. Tendrás que aplastar la fibra con los dedos para exprimir el líquido. Puede ser un trabajo bastante sucio pero es muy divertido. La fibra sobrante puedes usarla para otras cosas: para hacer hamburguesas veganas, por ejemplo, o como mascarillas para tu rostro o tu cuerpo. La leche durará un día o dos en el refrigerador. Si no vas a usarla en las siguientes 24 horas, te recomiendo congelarla en una charola para hacer hielos. Una vez que estén hechos, mételos en una bolsa u otro contenedor y etiquétalo.

- Puedes ponerles más sabor a tus leches agregando cacao, algún endulzante, vainilla o especias. Si usas granos de vainilla, rebánalos a la mitad longitudinalmente y luego vuélvelos a cortar a la mitad. Licua este ingrediente extra junto con las nueces o semillas y el agua.
- Para la versión sencilla para hacer leche, simplemente licua la crema de la nuez o semilla con agua. Usa aproximadamente 1 cucharada de crema por cada taza de agua. Si quieres agregarle a cualquier licuado verde un poco de crema de alguna nuez, simplemente viértela sobre el licuado en una cantidad proporcional al volumen de agua usado en la receta.
- Las cremas de nueces también se pueden hacer en casa quemando o tostando la nuez o la semilla. Si tienes una licuadora como Blendtec, Vitamix o Thermomix, sólo sigue las instrucciones para crear deliciosas cremas de tahini, almendras, nuez de macadamia o avellana.

Apéndice

Bibliografía

LIBROS

Alexander, Stephanie, *The Cook's Companion: The Complete Book of Ingredients and Recipes for the Australian Kitchen*, Nueva York, Penguin, 2004.

Amsden, Matt, *RAWvolution: Gourmet Living Cuisine*, Nueva York, HarperCollins, 2006.

Bisci, Fred, *Your Healthy Journey: Discovering Your Body's Full Potential*, Bisci Lifestyle Books, 2008.

Blereau, Jude, *Wholefood for Children: Nourishing Young Children with Whole and Organic Foods*, Sydney, Australia, Murdoch Books, 2010.

Boutenko, Victoria, *Green for Life*, Berkeley, CA, North Atlantic Books, 2010.

———, *Green Smoothie Revolution: The Radical Leap Towards Natural Health*, Berkeley, CA, North Atlantic Books, 2009.

Bremmes, Lesley, *The Complete Book of Herbs: A Practical Guide to Growing and Using Herbs*, RD Press, 1988.

Campbell, T. Colin, y Thomas M. Campbell II, *The China Study: The Most Comprehensive Study of Nutrition Ever Conducted and the Startling Implications for Diet, Weight Loss, and Long-Term Health*, Dallas, TX, BenBella Books, 2004.

Cohen, Alissa, *Living on Live Food*, Cohen Publishing Company, 2004.

Cousens, Gabriel, *Rainbow Green Live-Food Cuisine*, Berkeley, CA, North Atlantic Books, 2003.

Daniel, Kaalya T., *The Whole Soy Story: The Dark Side of America's Favorite Health Food*, Washington, D. C., New Trends, 2005.

Dowding, Charles, *Salad Leaves for All Seasons: Organic Growing from Pot to Pot*, Totnes, Devon, Reino Unido, Green Books, 2008.

Erasmus, Udo, *Fats That Heal, Fats That Kill: The Complete Guide to Fats, Oils, Cholesterol, and Human Health*, Summertown, TN, Alive Books, 2001.

Fallon, Sally, *Nourishing Traditions: The Cookbook That Challenges Politically Correct Nutrition and the Diet Dictocrats*, Washington, D. C., New Trends, 2001.

Graham, Douglas N., *The 80/10/10 Diet: Balancing Your Health, Your Weight, and Your Life One Luscious Bite at a Time*, Key Largo, FL, Foodnsport, 2006.

Harris, Ben Charles, *Eat the Weeds*, Barre Publishers, 1995.

Hill, Fionna, *Microgreens: How to Grow Nature's Own Superfood*, Richmond Hill, Ontario, Canadá, Firefly Books, 2010.

Holford, Patrick, *The Low-GL Diet Bible: The Perfect Way to Lose Weight, Gain Energy, and Improve Your Health*, Londres, Piatkus Books, 2009.

Holford, Patrick, *The New Optimum Nutrition Bible*, Berkeley, CA, The Crossing Press, 2004.

Howell, Edward, *Enzyme Nutrition, The Food Concept: Unlocking the Secrets of Eating Right for Health, Vitality, and Longevity*, Nueva York, Avery, 1986.

Irving, David Gerow, *The Protein Myth: Significantly Reducing the Risk of Cancer, Heart Disease, Stroke, and Diabetes While Saving the Animals and the Planet*, Berkeley, CA, O-Books, 2011.

Kenney, Matthew, y Sarma Melngailis, *Raw Food/Real World: 100 Recipes to Get the Glow*, Nueva York, HarperCollins, 2005.

Lantz, Sarah, *Chemical Free Kids: Raising Healthy Children in a Toxic World*, Budina, Queensland, Australia, Joshua Books, 2009.

McFarlane, Annette, *Organic Vegetable Gardening*, Sydney, Australia, ABC Books, 2006.

McKeith, Gillian, *Living Food for Health: 12 Natural Superfoods to Transform Your Health*, Londres, Piatkus Books, 2004.

Melngailis, Sarma, *Living Raw Food: Get the Glow with More Recipes from Pure Food and Wine*, Nueva York, HarperCollins, 2009.

Meyerowitz, Steve, *Power Juices Super Drinks: Quick, Delicious Recipes to Prevent and Reverse Disease*, Nueva York, Kensington Books, 2000.

Murray, Michael T., Joseph Pizzorno y Lara Pizzorno, *The Encyclo-paedia of Healing Foods*, Londres, Piatkus Books, 2008.

O'Meara, Cyndi, *Changing Habits Changing Lives: The Australian Way to Good Food, Better Health, and More Energy*, Camberwell, Victoria, Australia, Penguin, 2007.

Patenaude, Frédéric, *The Raw Secrets: The Raw Food Diet in the Real World*, Montreal, Canadá, Fredericpatenaude.com, 2006.

Pollan, Michael, *In Defense of Food: An Eater's Manifesto*, Nueva York, Penguin, 2009.

Robbins, John, *The Food Revolution: How Your Diet Can Help Save Your Life and Our World*, San Francisco, Conari Press, 2001.

Sellman, Sherrill, *Hormone Heresy: What Women Must Know About Their Hormones*, Tulsa, OK, Get Well International, 2000.

Soria, Cherie, Brenda Davis y Vesanto Melina, *The Raw Revolution Diet*, Summertown, TN, Book Publishing Company, 2008.

Virtue, Doreen, y Jenny Ross, *The Art of Raw Living Food: Heal Yourself and the Planet with Eco-Delicious Cuisine*, Carlsbad, CA, Hay House, 2009.

Wigmore, Ann, y Lee Pattinson, *The Blending Book: Maximizing Natures Nutrients: How to Blend Fruits and Vegetables for Better Health*, Nueva York, Avery, 1997.

Wolfe, David, *Eating For Beauty*, San Diego, CA, Sunfood, 2007.

—, *Superfoods: The Food and Medicine of the Future*, Berkeley, CA, North Atlantic Books, 2009.

Young, Robert O., y Shelley Redford Young, *The pH Miracle: Balance Your Diet, Reclaim Your Life*, Nueva York, Warner, 1992.

Páginas web

La base de datos del doctor Duke de fitoquímicos y etnobotánica
www.ars-grin.gov/duke/plants.html

Nutrition data
www.nutritiondata.com

CARO *(capacidad de absorción de radicales de oxígeno) y análisis de comidas selectas por el Departamento de Agricultura de Estados Unidos*
www.phytochemicals.info/list-orac-values.php

Agentes tóxicos en las plantas (Universidad de Cornell)
www.ansci.cornell.edu/plants/toxicagents/index.html
Base de datos de carga glucémica de diversos alimentos
www.patrickholford.com
Base de datos de índices nutrimenticios del Departamento de Agricultura de Estados Unidos
www.nal.usda.gov/fnic/foodcomp/search
Las comidas más saludables del mundo
www.whfoods.com

Recursos

PRODUCTOS
E3Live AFA Blue-Green Algae
Estados Unidos: www.e3live.com
Reino Unido: www.detoxyourworld.com
Australia: www.e3live.com.au

Superalimento y probiótico fermentado In-Liven, Berry Radical Antioxidant Superfood y Deep Green Alkaliser
www.onlinesales.miessence.com (internacional)

FITOPLANCTON MARINO
Estados Unidos: superalimentos para la longevidad, www.longevitywarehouse.com
Reino Unido: Oceans Alive, www.detoxyourworld.com
Australia: Oceans Alive, www.conscious-choice.com

Tiendas en línea de alimentos sin procesar

ESTADOS UNIDOS
www.longevitywarehouse.com
www.oneluckyduck.com
www.therawfoodworld.com

CANADÁ
www.rawnutrition.ca
www.trulyorganicfoods.com
www.realrawfood.com

REINO UNIDO
www.detoxyourworld.com
www.funkyraw.com
www.rawliving.eu

AUSTRALIA
www.lovingearth.net
www.conscious-choice.com
www.raw-pleasure.com.au

Licuadoras Vitamix
Internacional: www.vitamix.com
Licuadoras Blendtec
Estados Unidos: www.blendtec.com
Licuadoras Thermomix
Canadá: www.easycooking.ca
Reino Unido: www.ukthermomix.com
Australia y Nueva Zelanda: www.thermomix.com.au
México: www.thermomix.vorwerk.mx

Agradecimientos

A mi mamá, por inspirarme en mi búsqueda personal para nunca dejar de aprender acerca de alimentación y salud. ¡La pila de libros en mi mesa de noche no es nada en comparación con la tuya! A mi esposo Ben, mi fortaleza, por tu apoyo incondicional. Gracias por nunca de los nuncas dudar de mi habilidad y aceptar la locura de mi horario de trabajo y las largas horas nocturnas que ocupé para escribir este libro. A todas las personas que me ayudaron tanto en este libro como en mi página de internet, estoy sinceramente agradecida por su experiencia y sus recetas. Y a Victoria Boutenko, este libro jamás hubiera existido sin tu creación de los licuados verdes.

La biblia de los licuados verdes de Kristine Miles
se terminó de imprimir en febrero de 2022
en los talleres de
Impresora Tauro, S.A. de C.V.
Av. Año de Juárez 343, col. Granjas San Antonio,
Ciudad de México